心臓は〝切らない手術〟で治しなさい

身体への負担が少なく
確実性が高い〝心房細動手術〟
「ウルフ-オオツカ法」（日本初）

医師
大塚俊哉

青志社

心臓は〝切らない手術〟で治しなさい

身体への負担が少なく
確実性が高い〝心房細動手術〟
「ウルフ-オオツカ法」(日本初)

医師　大塚俊哉

はじめに――心房細動でお悩みの患者さんのために！

心房細動《しんぼうさいどう》の患者さんは、高齢化にともなってどんどん増加しており、日本で100万人以上ともいわれています。心房細動の最大の問題は、頻脈《ひんみゃく》や徐脈《じょみゃく》（速すぎる脈や遅すぎる脈）など心臓の脈の不調もさることながら、致死的な、あるいは非常に重症化することの多い「血栓性《けっせんせい》脳梗塞《のうこうそく》」を引き起こしてしまう恐ろしい〝脳の病気〟であることです。

血栓性脳梗塞では、血液を固めにくくする抗凝固剤という薬を一生飲み続けることが一般的な予防法です。

ところが、高齢者が多い心房細動の患者さんのなかには、抗凝《ぎょう》固《こ》剤服用による出血性副作用で悩む方や、クオリティ・オブ・ライフ（生活の質）が著しく低下してしまう方が、少なからずいらっしゃいます。

そんな患者さんたちに、私は「ウルフ - オオツカ低侵襲《ていしんしゅう》心房細動手術」（ウルフ - オオツカ法）を2008年からおこない、手術件数は1500例手術件数は1500例を超えています。

超高齢者（100歳を超えた方もいます）や脳梗塞歴のある方などハイリスクの患者さんも多いですが、安全性と確実性を高めて非常によい成績を上げています。

この手術のことを、心房細動の患者さんをはじめ、心臓の調子がよくないようだと不安にお思いの多くの人びとに知っていただきたく、私はこの本を書きました。

前半で心疾患を概観し後半でウルフ‐オオツカ法を解説してありますから、心房細動やウルフ‐オオツカ法について詳しく知りたい方は、後半からお読みいただいてもよいでしょう。

私が外科医を志したころ〝内視鏡手術〟が日本に入ってきました。筋肉や骨を〝切らずに〟小さな刺しキズから細いカメラを挿入してビデオ映像を見ながら手術を完成させる画期的な手法に、大きな将来性を感じ、すぐ魅せられたことを思い出します。以来、自分のライフワークとして、心臓をはじめさまざまな胸部外科領域の手術の内視鏡テクニックを導入してきました。

〝不整脈〟の領域に内視鏡を活用したウルフ‐オオツカ法は、私の外科医人生の集大成ともいえる手術です。内視鏡手術で患者さんに優しい脈の治療をするだけでなく、〝左心耳《さしんじ》＝心房細動で血栓ができる場所〟をきれいに切り取ることによって、充分な血栓性脳梗塞予防をおこなっています。

ウルフ・オオツカ法は、私が米国留学時代に師事した心臓外科医ランドール・ウルフ氏（現テキサス大学心臓外科教授）が２００３年に開発した「ウルフ法」なくしては誕生しませんでした。私はウルフ法をさらに短時間で患者さんに優しい方法に改良したのです。

ウルフ氏は私が外科医人生でもっとも影響を受けた師であり、いまも互いに切《せっ》磋《さ》琢《たく》磨《ま》する戦友です。

ウルフ氏とともにウルフ・オオツカ法のクオリティをさらに高め、できるだけ多くの患者さんを救うことが、自分に課せられた外科医としての最後の使命だ、と私は思っています。

心房細動で悩む患者さんのために！

I heartily thank Professor Randall K. Wolf for his generous support and firm friendship.

ニューハート・ワタナベ国際病院
ウルフ・オオツカ低侵襲心房細動手術センター
２０２１年２月　心臓血管外科専門医　大塚　俊哉

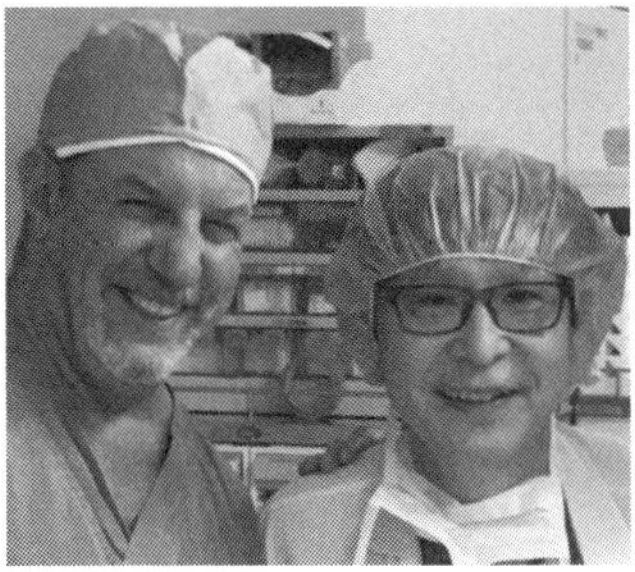

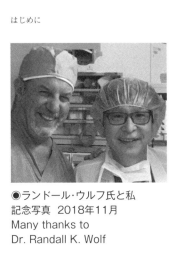

◉ランドール・ウルフ氏と私
記念写真 2018年11月
Many thanks to
Dr. Randall K. Wolf

心臓は〝切らない手術〟で治しなさい　目次

第2章

代表的な心疾患10とは……69

――虚血性心疾患・心不全・不整脈などの基本を知っておこう

第3章

第4章

これが「ウルフ-オオツカ低侵襲心房細動手術」だ……155

——安全性・確実性・費用対効果に自信あり!

第5章　「ウルフ-オオツカ法」で治った！——患者さんたちの事例集

エピローグ

装丁・本文デザイン　岩瀬聡
イラスト　久保木侑里
カバー撮影　小島愛一郎
編集協力　坂本衛

プロローグ

心疾患は、こんなに恐ろしい〝国民病〟

――年間死者20万人以上。無症状のケースや突然死も多い

心疾患は、がんの次に死者が多い〝国民的な病気〟

「私もそろそろ65歳で、高齢者の仲間入り。心臓の病気について知っておきたい」

「心臓のドキドキが気になることがあります。しばらく安静にしていると収まるけど、ちょっと心配」

「スモーカーで1日1箱、夜の会合でもあれば1・5箱半くらい吸う。心臓によくない、とは耳にたこができるほど聞いているけど、医師の意見を確かめたい」

「脈が速いうえに、ちょっと乱れる自覚があって受診したら、心房細動と診断されました。この病気には、とてもよい手術があると聞いたので」


本書を手に取られたみなさんには、そんなさまざまな理由があるでしょう。

心臓の病気が心配な点だけは、みなさん共通しているはずですね。


その心配に拍車をかけるつもりなど毛頭ありませんが、高齢化の進む日本では、心臓をわずらう患者さんが増え続けています。心臓の病気で亡くなる人が増えていることも、たしかな事実です。そこで、心臓の病気を概観することから話を始めましょう。

この本では心臓の病気をまとめて「心疾患《しんしっかん》」と呼ぶことにします。「心臓病」と同じ意味と思っていただいてかまいません。

「人口動態統計の概況」というデータがあります。市区町村が受けつけた出生・死亡・婚姻などの届け出を厚生労働省が毎年まとめるもので、日本人の死因別の死亡数や死亡率（10万人あたりの死亡数）がわかります。

この統計によると、２０１９（令和元）年1月1日～12月31日に亡くなった人は１３８万人でした。日本人10万人のうち毎年１１００人くらいが亡くなり、死亡率は約１・１％です。１３８万人には病気で亡くなった人、老衰で自然に亡くなった人、さまざまな事故で亡くなった人、死因がはっきりしない人など、すべてが含まれます。

見過ごされがちなので一言、触れておきたいことがあります。

不慮の事故死というと、みなさん交通事故や火災を思い浮かべるでしょう。しかし、じつは「転倒・転落・墜落」「窒息」「溺死及び溺水《できすい》」で亡くなる人は、交通事故や火災で亡くなる人より、はるかに多いのです。いずれも家の中・庭・散歩中など身近なところで起こり、高齢者や小さな子どもが巻き込まれがち。くれぐれも注意をお願いします。

さて、年間の死者138万人のうち、「心疾患」で亡くなった人が20万8000人ほどいます。死亡した人全体の15％以上を占め、19年に亡くなった日本人6～7人のうち1人は心疾患でした。

亡くなった人の死因でもっとも多いのは「新生物〈腫瘍〉」という項目、つまりがんで、およそ39万人。死亡した人全体の30％弱です。

このことから、心疾患は、がんについで亡くなる人が多く、がんと同じように広く警戒すべき〝国民的な病気〟といえます。

心疾患に続いて亡くなる人の多い病気は、これまた「死に至る恐ろしい病気」というイメージが強い脳血管疾患（くも膜下《まくか》出血・脳内出血・脳梗塞《のうこうそく》など）で、亡くなった人は約10万6000人。次が肺炎で約9万5000人です。

心疾患で亡くなる人の内訳は、「心不全」が圧倒的に多く8・5万人。「その他の虚血性《きょけつせい》心疾患」「急性心筋梗塞《しんきんこうそく》」「不整脈と伝導障害」がそれぞれ3万人台、「慢性非リウマチ性心内膜《しんないまく》疾患」が1万人以上などとなっています。

心疾患で入院中でも通院中でもない人が、ウッと胸を押さえて倒れ、自宅や路上でそのまま亡くなってしまった場合は、警察が「心不全」として処理することが多いようです。本当の死因は急性心筋梗塞かもしれませんが、不審な点がなければ詳しく調べないケースが多いので、内訳の細かい数字にあまりこだわっても意味が薄いでしょう。

心疾患が疑われる症状や心疾患の予防法は、第1章にまとめておきます。具体的にどのような心疾患があるかは、第2章で見ていきます。

心疾患という病気の〝恐ろしさ〟

亡くなる人の数が多いのだから、40万人近いがん、20万人以上の心疾患、10万人以上の脳血管疾患は、どれも恐ろしい病気です。

もっとも、病気の〝恐ろしさ〟は、単純に亡くなる人の数だけでは決まりません。

典型的な例が、新型コロナウイルス感染症です。

19年は病気の存在がまだ知られていませんから、項目そのものが統計にありません。

20年の統計には「呼吸器系の疾患」として、肺炎・その他の呼吸器系の疾患（誤嚥性《ごえんせい》肺炎など）・慢性閉塞性《へいそくせい》肺疾患・インフルエンザなどと並んで項目が立てられるのでしょう。その死亡数は20年2月から1月までに５８００人弱。20年12月31日までの死者数は、19年12か月のインフルエンザによる死者数約３５０００人とほぼ同じでした。

それでも、新型コロナウイルス感染症が非常に恐ろしい病気と考えられ、日本にも世界にも甚大な影響を及ぼしていることは、ご承知のとおりです。

アジア、とくに東アジアの死亡数は、北中南アメリカ大陸・ヨーロッパ・インドと比べてケタ違いに少ないですが、亡くなる人の〝数〟以外に、感染しやすい、未知の新しい病気で治療法や治療薬が確立していない、高齢者や持病のある人が重症化しやすい――などが、病気の恐ろしさにつながっているわけです。

24時間以内に亡くなる「突然死」の過半数は、心臓に関係がある

心疾患も同じように、亡くなる人の数だけでなく、病気の性質や病気による亡くなり方が、病気のイメージと直結しています。というのは、自覚症状がないか、または軽い自覚症状しか

ないのに、突然亡くなってしまうケースが珍しくないからです。

初めて症状が出てから24時間以内に亡くなってしまうことを「突然死」といいます。原因不明の突然死は少なくありませんが、原因がわかっている突然死でもっとも多いのは心臓のトラブルによるもので、過半数が心臓に関係しているとされています。

いちばん多いのは「急性の心筋梗塞」に代表される虚血性心疾患です。


私の専門で、この本のテーマでもある「心房細動《しんぼうさいどう》」という心疾患では、心房細動そのものが死因ではなくても、心房細動のつくる血栓《けっせん》（血管内にできる血液の塊《かたまり》）が脳に移動して血管を詰まらせ、脳梗塞を引き起こしてしまうことが珍しくありません。脳梗塞も突然死が多い典型的な病気です。

脳梗塞を引き起こすほど大きな血栓ではないものの、心房細動によってできた微細な血栓が脳に移動して認知症の原因になるという見方も最近、濃厚になってきました。

命の危険には直接つながらないまでも、心房細動などの心疾患は「生活の質」を極端に低下させてしまうことが多い。これも心疾患が恐ろしい病気である理由の一つです。

心臓に何らかのトラブルが発生する心疾患が、誰もが注意を払うべき怖い病気であることは、よくおわかりいただけたと思います。これは、裏を返せば、心臓という臓器が私たちにとってきわめて重要なものであることを意味しています。

そこで、心臓とはそもそもどんな臓器なのか、説明しましょう。

心臓とは、どのような存在なのだろう

心臓は、血液を全身に送る「ポンプ」の働きをしています（**図1**）。

胸の少し左側によった場所にあって、大きさは握りこぶしくらい。筋肉でできており、縮む→もとに戻る→縮む→もとに戻るという動きを規則的に繰り返します。このことで、静脈から戻ってくる血液を動脈へと絶え間なく押し出し、身体《からだ》中にめぐらせています。

血液の循環によって酸素や栄養が全身に行きわたって初めて、それぞれの臓器や組織が活動できます。ですから心臓は、息をする、しゃべる、考える、瞬《まばた》きする、手足を動かすなど、私たちのすべての活動の〝原動力〟となる臓器です。

血液の循環は、心臓ポンプが担っている

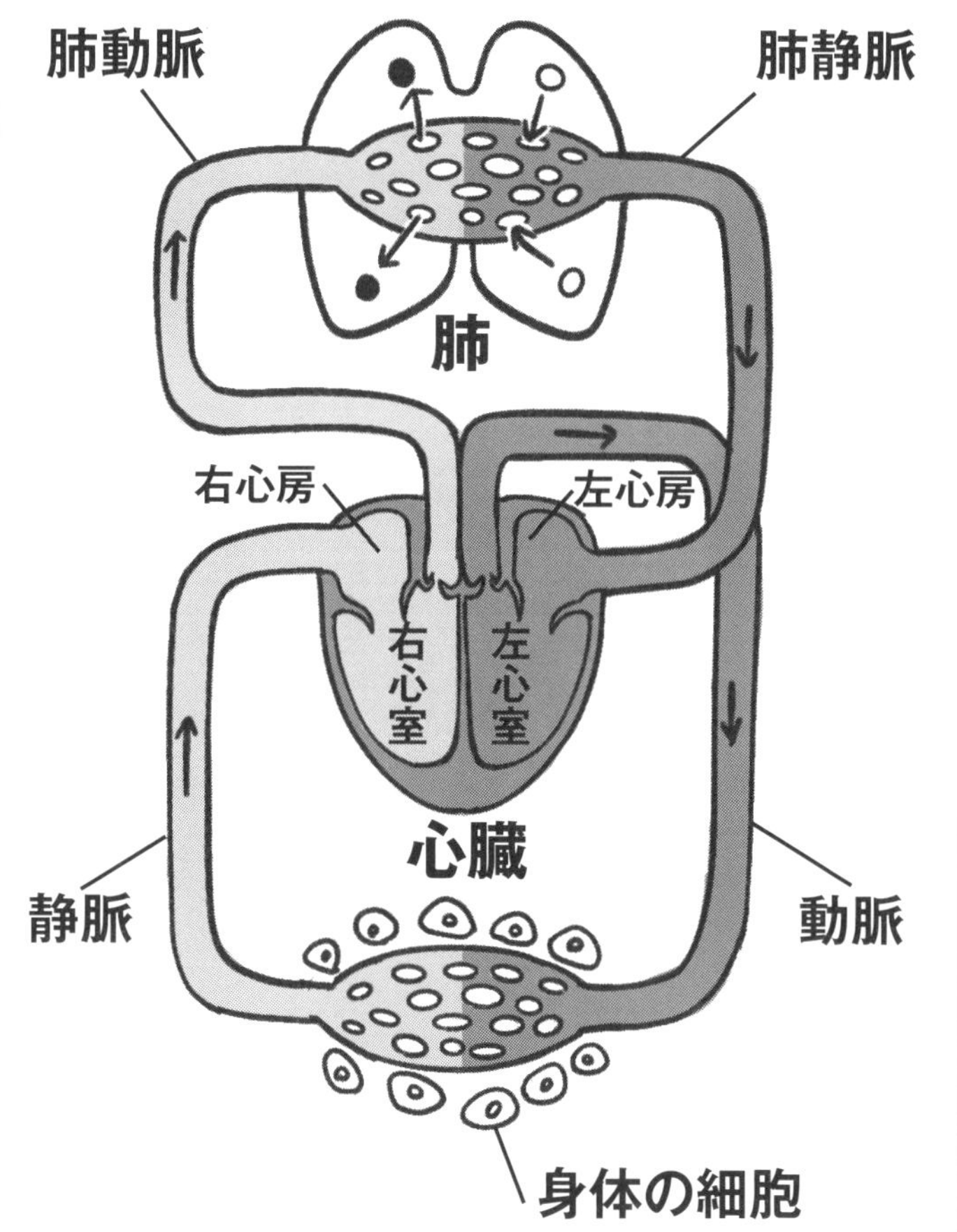

【図1】

同時に、それぞれの場所でいらなくなった二酸化炭素や老廃物が回収され、処理するために肺や腎臓などへ送られます。

肺は血液中の酸素と二酸化炭素を入れ替える交換装置、腎臓は血液中の不要物を取り出すフィルター装置のようなもの。これらも、心臓というポンプ装置が血液を送らなければ機能しません。

生きるためには血液の循環が必要です。それを担っている心臓も、生きるために絶対に必要な、きわめて重要な存在なのです。

心臓がきわめて重要なものであることを、人間は、はるか昔から知っていました。

生きている人の心臓は絶え間なく鼓動を続けますが、死ぬと心臓の鼓動が止まってしまいます。だから「生きていること」＝「心臓が動くこと」と思われていたわけです。

心臓は身体でいちばん重要な部分だから、人間の考えや感情も心臓から生じているに違いないということで、「心臓＝こころ（心）」とも思われていました。

古代中国の漢字「心」が心臓をかたどった形をしていて、しかも「心臓」と「心」どちらの意味もあることは、その証拠でしょう。たいへん興味深いことに、西洋の「ハート」型も心臓の形を表していて、ハートという言葉には、やはり「心臓」と「心」という二つの意味があります。

もっとも、心を失ってしまったように見える人の心臓が動いていること（たとえば植物状態といわれる状態）から、「心」は心臓でなく脳の働きに関係している、と気づいた人もいました。古代ギリシャの医者ヒポクラテスがそうですね。

私は患者さんから「人間の魂は心臓にあると思いますか？」と聞かれ、「いや、わかりませんけど、魂は見たことないですね」と答えた記憶があります。

「心房細動で脳溢血が怖いから、左心耳《さしんじ》を取りますよ」といったら、「切り取って、魂を損ねることはないでしょうか？」と、真顔で質問されたこともあります。

よく覚えていませんが、たしか「魂は、あったとしても物質的・肉体的な存在ではないはず。だから、心臓の一部を取っても影響はないのでは」というように応じました。

心臓は四つの部屋に分かれ、四つの弁がある

心臓の構造についても簡単に触れておきます。

心臓は中央の壁で左右二つに分かれ、それぞれが弁（「弁膜《べんまく》」と呼ばれます）によってまた二つに分かれています。つまり、心臓は四つの部屋からなっています。

四つの部屋は、それぞれ右心房《うしんぼう》・右心室《うしんしつ》・左心房《さしんぼう》・左心室《さしんしつ》という名前です。右や左は心臓そのものの右左ですから、患者さんと対面する医師や、図を見る読者のあなたから見れば、左右が入れ替わることに注意してください。

右心房と右心室は、全身から返ってきた血液を肺に送る働きをします。左心房と左心室は、肺から返ってきた血液を全身に送る働きをします。

弁は、心室の入口（心房と心室の境）と出口（心室と動脈の境）に全部で4つです。血液を一方向に進めるため開いたり閉じたりする「扉のようなもの」と思ってください。

心臓は血液を送るポンプと説明しましたが、**図2**をご覧になれば、じつはポンプは左右2台あり、くっついていることもおわかりでしょう。左右の心室がその2台。心房は心室の手前で血液をいったん受け取る一時貯蔵庫のような部屋です。

酸素が豊富な新しい血液を身体に送る左心室が、もっとも重要なポンプで、パワーも最大。左心室の激しい収縮によって血圧が生み出されます。

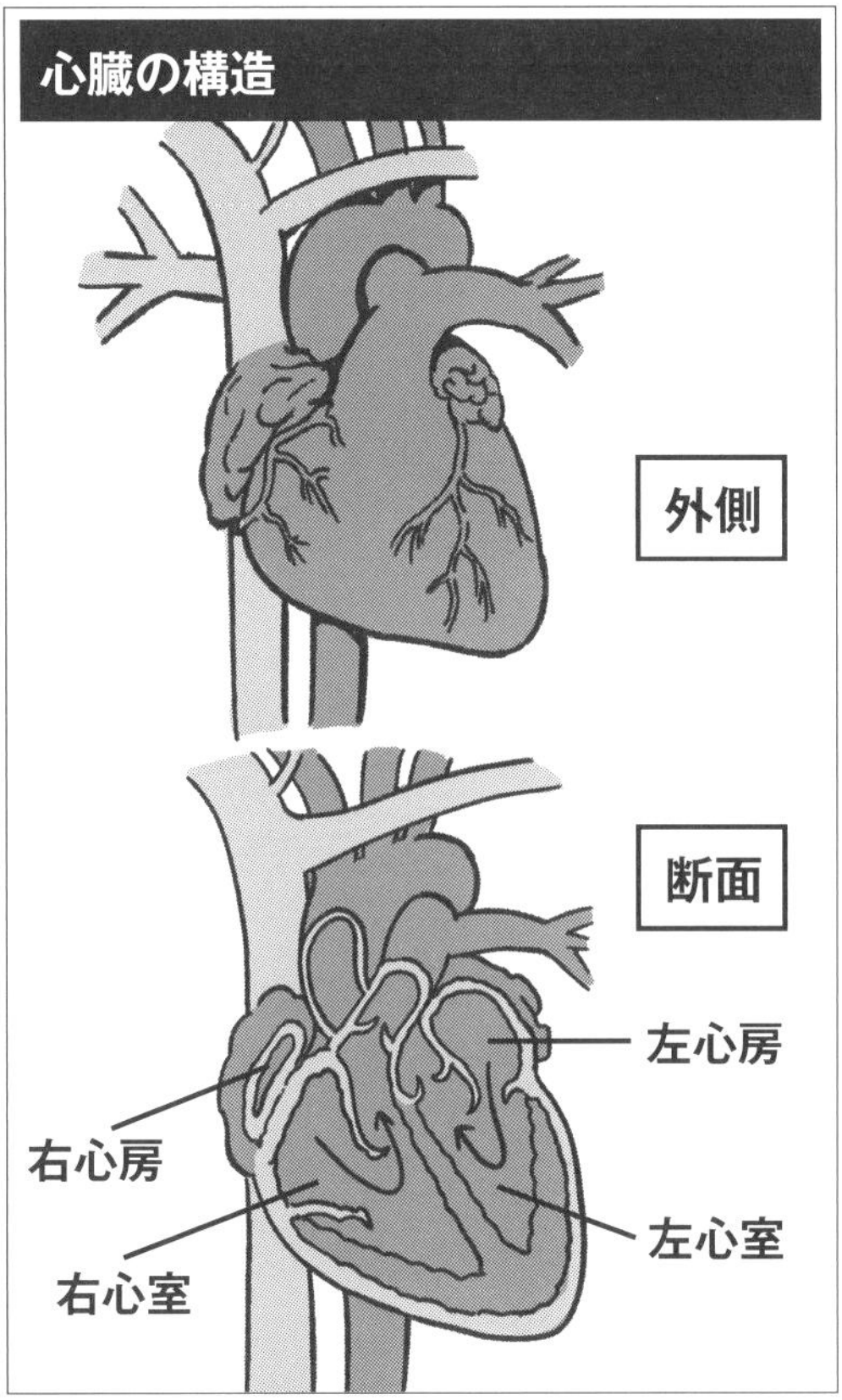
心臓の構造
外側
断面
左心房
右心房
左心室
右心室

【図2】

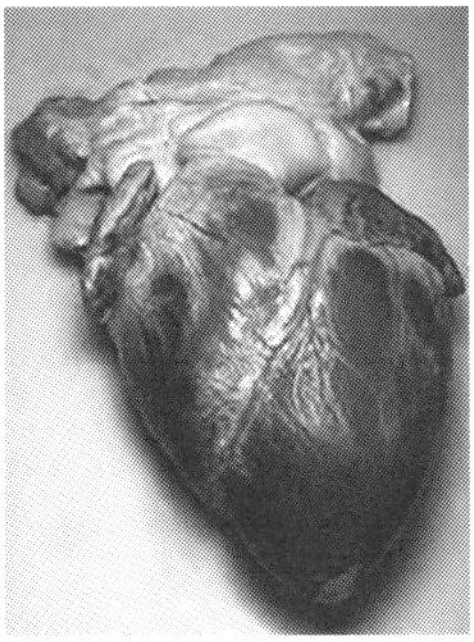

人間の心臓

心臓という存在のすばらしさ、ものすごさ

心臓は、自分で止めようと思っても、止めることができません。

心臓の筋肉は「心筋《しんきん》」と呼ばれる運動筋で、じつにありがたいことに、私たちの意思とまったく関係なく、自動的に動いてくれます。もしも心臓が、自分で動かそうと思わないかぎり動かない臓器だったら、寝た途端に死んでしまい、寝るヒマがありませんからね。

ドクッ・ドクッ・ドクッ……という心臓の動きを「拍動《はくどう》」といい、ふつうの人で1分間に70回前後（約60～80回）、規則的に休むことなく続きます。1分間の拍動数が「心拍数《しんぱくすう》」です。心拍数は、運動する、食事をとる、発熱がある、などによって増えます。大人より子どものほうが心拍数が多く、年とともにだんだん少なくなっていきます。

心臓が拍動（収縮してもとに戻る）1回で送り出す血液量は、成人で70ミリリットルあまりです。心拍数70ならば1分間に約5リットルの血液が送り出されます。

人の全血液量は体重の8％とされていますから、体重60キロの人で約5リットル。ということは、すべての血液がほぼ1分間で身体を1周するわけです。

拍動の回数は1日で約10万回（＝70×60分×24時間）。1年で約3650万回。82歳の人の心臓は、生まれてから、じつに30億回以上も打ち続けている計算になります。

こうしたことを考えると私は、心臓というもののすばらしさ、ものすごさに、つくづく感心します。心臓は、もう「神さまがつくった」としかいいようがないのでは、と思うくらい神秘的で、芸術的な臓器なのです。

人間の原動力を生み出すものとして、心臓を自動車の「エンジン」にたとえる人もいます。毎日丁寧に乗って手入れを欠かさなかったとしても、30年たっても問題なく動く自動車など、まず見かけません。何がすごいといって、心臓のように70年80年と動き続ける機械は、ポンプにせよ自動車にせよ、存在しないのです。ところが心臓は、30年や50年ではとくに問題が起こらないことのほうが多いでしょう。

しかも、心臓は、人間のさまざまな状態や環境に対する〝対応力〟がすばらしい。恐るべき対応力だ、と私は日々実感しています。

よく「脈が速い」「遅い」といいます。脈拍数は心拍数と同じで、回数が多いと脈が速く、少なければ脈が遅い。この変化は、ただなんとなく目的なしに変動するのではなく、必要に応じて増えたり減ったりしています。

これを変時性といいます。「血圧が高い」「低い」も、それぞれの人が環境に対応していくためのメカニズムの現れです。そんなさまざまな微調整を、誰かにプログラムされたわけでもないのに、心臓は自分でやってくれます。

この意味で心臓は、非常によくできた「精密機械」ともいえます。

これが70年80年と機能するのだからものすごい。腎臓も肝臓もすばらしい臓器ですが、とくに心臓は絶え間なく動いて存在を実感できますから、なお神秘的です。

人間の臓器や組織には、もともと二つ備わっているものがあります。手・足・目・耳・肺・腎臓などは二つで1セットですから、万が一、片方がダメになっても、もう片方が使えます。

一つしかなく予備がない心臓は、本当にかけがえのない存在なのです。

パワーダウンしても、メンテナンスしだいでまだまだ走る中古車

そこらの機械よりはるかに長持ちで、80年90年と働き続けてくれるといっても、心臓は年がたつにつれて、だんだん弱くなっていきます。

それでも、もともと心臓の持つ予備能力や対応力が大きいため（「代償機構が働く」などといいます）、事態がかなり進行しなければ、たとえば「心不全《しんふぜん》」と診断されるような症状は出てきません。

逆にいえば、何か心臓の病気と診断されたときは、予備能力がかなり失われています。

心疾患の患者さんによく私がするのは、こんな中古車のたとえ話です。

「あなたの心臓は、これまでずいぶん頑張って働いてくれた。でも、昔は大きなトラックが1500ccのエンジンを積んで元気に走っていたけど、いまは660ccくらいのエンジンにパワーダウンしちゃったんです。だから、坂道を上がるのは容易ではないし、重い荷物も載せ

ることが難しいでしょう。でも、充分走ることはできるし、なだらかな道を選べば行きたい場所に行けます。メンテナンスさえしっかりすれば、この中古車、まだまだ長く乗れるんですよ」

第3章以降で詳しくお話ししますが、私はこれまでに心房細動の患者さん千数百人以上を手術してきました。手術そのものはほとんど成功ですが、さすがにみんながみんな、絵に描いたように完治することはありえません。でも、もともとすばらしくよくできた心臓は、数十年後もやっぱり頑丈で、メンテナンス次第ですばらしい働きをしてくれる中古車なのです。

必要なメンテナンスとは、生活習慣病の人ならば生活習慣を改める、食習慣を考え直す、適度な運動もかかさない、規則正しく健康的な生活を送る――など。

数十年後でもメンテナンスが効くことが、心臓のすばらしさです。

このことはぜひ、覚えておいていただきたいと思います。

次の章からは、心疾患が疑われる症状と、心疾患にならないために日頃注意したいことをお話しします。

第1章

こんな症状があったら、心疾患を疑おう

——心疾患の症状、医師のかかり方、予防法

疑わしい症状があっても、心疾患とはかぎらない

この章では、まず、心疾患が疑われる症状を**図3**に整理して紹介しましょう。それぞれの症状には、次のような場合があるとわかるはずです。

①病気ではなく、身体のごく自然な反応によるもの
②感情の働き、とくに心配や不安から生じるもの
③心疾患以外の病気によるもの
④心疾患によるもの

自分の症状はどれなのか、見きわめることが大切です。①と②は、本来は病院に行かなくてもよいわけですが、救急車で運ばれた人が②というケースがしばしばあります。

病名がたくさん出てきますが、ここでは病気の詳しい解説はしません。心疾患の代表的な病気がどのようなものか、何が原因でどんな治療法があるかは、第3章で解説します。

心疾患が疑われる症状とは?

1 息がハァハァする（息切れ・息苦しさ） ➡34ページ
2 胸がドキドキする（動悸） ➡36ページ
3 脈がおかしい、脈が乱れる ➡41ページ
4 胸が痛い ➡42ページ
5 胸が締めつけられる感じ、圧迫感 ➡46ページ
6 むくみ（顔や手足がはれぼったい、ふくれている） ➡47ページ
7 めまい、立ちくらみ ➡49ページ

身体の自然な反応？
心配や不安のせい？
心疾患以外の病気の症状？
心疾患の症状？
▼
見きわめることが大切

【図3】

心疾患が疑われる症状【1】……息がハァハァする（息切れ・息苦しさ）

走ったら誰でもハァハァ息切れします。筋肉を短時間でいつもより多く動かすために、エネルギーが必要だからです。

エネルギーは、身体のいたるところの細胞で、「酵素《こうそ》」と呼ばれるタンパク質が有機物を分解するとき得られます。このとき酸素《さんそ》を必要とするため、酸素を身体中に送るために血液の流れが速く、強くなるのです。

酸素は呼吸によって肺で血液に取り込まれますから、呼吸も頻繁に、つまり息が荒くなります。呼吸が追いつかなくなった状態が「息切れ」です。

激しく運動したときの息切れそのものは、病的なものではありません。運動を繰り返して身体を鍛えれば、心臓や肺の働きが強化されて、息が切れにくくなります。

心臓や肺の働きは、年を取れば取るほど鈍っていきますから、若いころより息が切れやすくなったといって、すぐ心配する必要もありません。

酸素が薄い高山での息切れも、身体が空気（その5分の1が酸素です）を余計に取り込もうとしているのですから、当たり前のことで心配いりません。

注意したいのは、こんなケースです。

「このごろ急に、息切れを実感するようになった」
「これまで何ともなかった階段や坂道の上り下り、近所へのちょっとした買い物や散歩などで、息が続かなくなった」
「呼吸が速く、息が詰まるような感じがする。酸素が足りない、もっと空気を吸いたいという感じを覚える」

１～３か月前や半年前と比べて「以前と違う」という〝変化〟が重要です。

こうした症状は、心臓や肺などの病気が原因かもしれません。ふつうは、息切れの症状が進めば進むほど、病気の状態が悪くなっています。長く放っておいてはいけません。かかりつけ医に相談するなり、循環器内科・呼吸器内科を受診するなりしてください。

とくに、動けないほど息苦しいときは、必ず急いで病院へ。

ハァハァいう息切れの原因が心臓にあるなら、心臓のポンプ機能がうまく働かず身体のすみずみまで送るべき血液が不足する「心不全」の症状かもしれません。

走ったとき心臓が活発に動いて息が切れるのとは違い、脈が1分間に40以下というように遅いにもかかわらず、身体を動かして息切れや息苦しさを感じたら、心不全に要注意です。

あるいは、心臓をつくる心筋や、血流をコントロールする弁などの機能が損なわれているかもしれません。「虚血性心疾患」（狭心症《きょうしんしょう》や心筋梗塞）「不整脈」などが原因の場合もあります。

心臓にはとくに問題がないのに、ハァハァいう息切れが起こることもあります。

肺の場合は喫煙者に多いCOPD（慢性閉塞性肺疾患＝慢性気管支炎や肺気腫《はいきしゅ》などの総称）かもしれません。「気胸《ききょう》」といって、肺に穴が開くことでも息切れは起こります。

貧血（鉄欠乏性貧血）や甲状腺の病気でも息切れや息苦しさを感じます。「あえぐ」「ゼイゼイいう」という症状は、「ハァハァ」とは違い、気管支喘息《ぜんそく》によく見られます。

心疾患が疑われる症状【2】……胸がドキドキする（動悸）

胸がドキドキする「動悸《どうき》」は、誰でも経験したことがあるはずです。

人前で緊張し、あがってしまうたちの人は、大勢の前で発表しなければならないとか、結婚式でスピーチをしなければならないというとき、胸がドキドキします。

怖がりの人がお化け屋敷に入れば、ドキドキしっぱなしかも。車を運転中に危険を感じて、緊張が一瞬で極限に達し、胸がドキドキすることもあります。「ドキドキする」というより「心臓がバクバクする」というほうが、よりあてはまる状態もあるでしょう。

とくにあがり症ではなくても、人生の一大事というべき結婚プロポーズの瞬間は、緊張して胸がドキドキするかも。「胸がときめく」「胸がキュンとなる」「胸が苦しくなる」などと昔からいいますから、強い感情に応じてドキドキを感じても不思議はありません。

緊張したり、興奮したり、焦ったりしたとき胸がドキドキする――これは、自分の意思とは関係なく独立して自律的に働く「自律神経」のうち「交感神経」（激しい活動をするとき働く。逆に鎮静状態で働くのが「副交感神経」）が活性化しています。

興奮してよく働くようになって、副腎《ふくじん》からアドレナリンというホルモンの一種が分泌され、心臓の脈が速くなり、収縮力も強まって、血圧も上がるのです。

交感神経は別名「闘争と逃走の神経」といわれます。敵と必死で戦ったり、一目散に逃げ出したりするには、身体中が興奮して活動しなければ生きていけません。

緊急の場合は、用を足しているヒマもないので、膀胱・直腸・肛門などの筋肉が縮まって尿も便も出にくくなります。唾液《だえき》・胃液・腸液など必要ないものの分泌《ぶんぴつ》も止まり、「のどがカラカラ」に渇《かわ》きます。

脈が速くなって体温が上がるため、汗はふだん以上にかき、まさに「手に汗握る」状態です。瞳《ひとみ》（瞳孔《どうこう》）は光を多く取り入れるために開き、周囲がよく見えるようになります。

こういうことは、身体がもともと備えているメカニズムですから、心配する必要はありません。スピーチの場数を踏むと、しだいに慣れて、どうということもなくなっていき、胸のドキドキが起こらなくなることも、多くの人が経験しているでしょう。

もちろん全速力で走れば、息がハァハァ心臓もバクバクということがありますが、これも問題にはなりません。

原因がないのに、動悸を繰り返す、動悸が持続する

思い当たる原因が何もないのに突然、胸がドキドキするのは、心疾患が原因かもしれません。多くは脈が異常に速くなる「頻脈《ひんみゃく》」が起こってドキドキします。始まるのも突然なら、止まってふだんの状態に戻るのも突然です。

頻脈は、一応「脈拍が1分間に100以上」の場合とされていますが、速すぎると思うかどうかは人それぞれ。脈が速いときとふだんの差が大きければ大きいほど、胸のドキドキやバクバク感が強くなります。1分間に140~150、あるいは200くらいになることもあります。血圧は下がり、息苦しく、冷や汗をともなうかもしれません。

数十秒~数分かけてゆっくり脈が速くなり、しばらくするとゆっくりもとに戻り、ピーク時の脈拍が120以下ならば、安静のときに起こっても、病的な症状ではないことがほとんどです。とくに、気に病みがちな人が「自分は心臓の病気では？」と寝付けないときあれこれ心配すると、こういう動悸が起こることが少なくないようです。

不整脈の一つである心房細動に自分で気づく代表的な症状は動悸です。心房細動の患者さんは、ほとんど例外なく「胸がドキドキする」と口にします。

たいてい頻脈ですが、じつは脈が速いうえに脈のタイミングが乱れている場合もあります。ドキドキ感が強いため、タイミングのズレに気づかれないことがあります。

動悸は1日に何回か起こることも、1週間に何回か起こることもあります。30分でドキドキが消える人も、数時間、あるいはもっと長く続く人もいます。毎回の持続時間がバラバラで定まらない人もいます。

いずれにせよ、心当たりのない胸のドキドキを繰り返す、長く続くというときは要注意です。かかりつけ医に相談を。循環器か心臓のクリニックを紹介されるかもしれません。

心疾患以外では、貧血や甲状腺の異常で頻脈を自覚することがあります。ドキドキやバクバクは心臓に鞭を打っている状態で、心臓に大きな負担やストレスがかかっています。脈がさらに速くなると、めまい・暗黒感・失神につながるケースもあります。繰り返す動悸を放っておくと、心臓が疲れきってしまい、心不全に至る恐れも否定できません。

心疾患が疑われる症状【3】……脈がおかしい、脈が乱れる

いまお話しした動悸は、脈が速すぎる頻脈が多いわけですが、とくに速くはないが脈のリズムがおかしい、または脈が遅すぎる（「徐脈《じょみゃく》」といいます）場合もあります。

脈の乱れは、必ず症状に出るわけではなく、気づかれない場合も少なくありません。

いわゆる「脈が飛ぶ」は、いつも「ドクッ・ドクッ・ドクッ」と打つ脈が、「ドクッ・ドクッ・□（←一つ抜けた）・ドクッ」となる状態です。

抜けたとき心臓が一瞬止まるわけではなく、その回の拍動が生み出す圧力が弱いため、脈として感じられないのです。たまに脈が飛ぶくらいならば、たいてい心配いりません。

徐脈は、１分間に50以下の場合をいいますが、自覚症状がなく、調べて初めて「やや遅め」とわかるものは、ほとんど心配する必要がないでしょう。

これらは不整脈に分類されますが、【2】で説明した生理的・精神的な興奮によって脈が速くなるケースと同じように、心配しなくてよい不整脈です。

中年以上の人に、1~2日間連続して心電図を記録してもらうと、ほとんどの人に毎日一つや二つの不整脈が見つかります。年とともにしだいにそうなります。不整脈は、睡眠不足・疲労・ストレスなどによっても出がちであることは、覚えておいてください。

「脈が何秒か飛んだ感じがする」(脈と脈の間隔が10秒ほど空くと失神するケースも)
「極端に脈が遅い」(1分間40以下で息切れ・めまいなどの症状が出やすくなる)
「あきらかに脈がバラバラで、不規則な感じがする」

いずれも、放っておくべきではない不整脈の恐れがありますから、かかりつけ医に相談を。心電図を取れば不整脈や心房細動の診断がつきます。心電図以外にも、痛みをともなわない検査法がいろいろあります。

心疾患が疑われる症状【4】……胸が痛い

胸やその周辺には身体にとって重要な器官があり、肋骨や筋肉がそれらを取り巻いています。ですから、漠然と「胸が痛い」といっても、さまざまな原因が考えられます。

たとえば「肋間神経痛《ろっかんしんけいつう》」は、胸の表面で肋骨にそうように比較的強い痛みを感じます。痛みは胸にも背中にも出ますが、上半身の左右一方だけに起こることが多いのです。ストレス過剰、（姿勢が悪い）長時間のデスクワーク、肩や背中の「こり」などで起こるほか、肋骨骨折や肋軟骨炎のような外傷、胸膜炎《きょうまくえん》や肺炎・帯状疱疹《たいじょうほうしん》・がん・椎間板《ついかんばん》ヘルニアといった病気でも起こります。

心臓に関係する痛みは、心臓がある胸の前面中央やや左より付近で、握りこぶしか、手のひらくらいの広さで感じることが多い、とされています。指先だけで示せるような狭い範囲の痛み、瞬間的にチクチクする痛みは、心臓とは関係ない場合が多いでしょう。

心臓の痛みを引き起こす原因として多いのは虚血性心疾患、具体的には狭心症と心筋梗塞です。強い痛みや圧迫感は、身体の表面ではなく深い部分に感じられ、狭心症では長くて15分くらい、心筋梗塞では20分以上続くことが多い、とされています。

典型的な初期症状として、次のようなことがよくいわれています。

「階段や坂を上ったり、走ったりすると、胸の痛みが数分続く」（狭心症）
「早朝、胸の痛みで目覚めたり、トイレ・洗面時に胸の痛みを感じたりする」（同）
「運動中や安静時を問わず、突然胸が痛くなり15分以上続く」（心筋梗塞）
「胸の痛みに動悸、息切れ、めまいなどがともなう」（同）

激痛のときは、迷わず「ER」や「救急センター」へ

けがをした覚えもないのに胸の痛みを感じたら――とくに急に胸の激痛が起こったら、急いで病院に行ってください。病院の何科というより、「ER」（もとの意味は緊急室・救急救命室）を受診すべきでしょう。

ERは大きな病院に「救急センター」「救命救急センター」「ERセンター」「救急・総合診療センター」といった名前で置かれ、24時間体制で患者を受け入れています。救急車で運ばれた患者もここに入るので、待たされることがあるかもしれません。

これは、心臓以外の内臓の痛みや頭痛も同じです。重要と思われる臓器やその近くで激痛がある、それが何の前触れもなく起こったときは、「たぶん心配ないだろう」などと自分で勝手に判断せず、ＥＲや救急センターを急ぎ受診してください。

医師には、「痛みがいつから、どの場所に、どれくらい強く、何分・何時間くらい続いているか」を、痛み以外の自覚症状も忘れずに、整理して伝えるようにしてください。

注意が必要なのは、もともと心臓部分に感じるはずの痛みを、かけ離れた別の場所で感じるケースがあることです。この種の痛みを「放散痛《ほうさんつう》」といいます。虚血性心疾患からくる痛みを「左肩から左腕にかけて」や「あごや歯の痛み」として感じることがあります。

また、さまざまな病気を抱え、あれこれ手術を重ねたお年寄りは、身体のあちこちに痛みを感じるもの。感覚も鋭敏ではなくなってきていますから、胃のあたりを押さえながら「このあたりが痛いんです」と訴え、よく調べてみたら心臓の痛みだったりします。

ですから、背中が痛いなら整形外科を受診すれば原因がわかる、というものでもありません。ある場所の痛みが、悪くなっている部位の痛みとは限らない。悪くなっている部位が、痛い場所から離れていたり、身体のもっと奥のほうだったりするかもしれません。

痛みは年齢差や個人差が大きく、そもそも胸の痛みをあまり感じない人もいることを、お忘れなく。

心疾患が疑われる症状【5】……胸が締めつけられる感じ、圧迫感

心臓への負荷が大きくなると、「胸が締めつけられるような感じ」「胸が押さえつけられる感じ」「胸の圧迫感」を覚えることがあります。

圧迫感に始まって心臓の痛みが大きくなる、痛みと圧迫感がよく区別できない、苦しい胸の圧迫感が続く、なんとなく圧迫感が続くなど、さまざまなケースがあるでしょう。

胸の痛みと同じように、肩、のど、おなかなど別の場所に、締めつけ感や圧迫感が出ることもあります。

原因も胸の痛みとあまり変わらないことが多く、「虚血性心疾患」（狭心症や心筋梗塞）の恐れがあります。受診の仕方も【4】胸の痛みに準じてください。

ただし、「心が締めつけられる」という表現があるように、とても悲しいことや嫌なことが

起こって、実際に締めつけ感を感じることもあると思います。心臓などの臓器に何か異常が起こっているとは、必ずしもいえないわけです。

心疾患が疑われる症状【6】……むくみ（顔や手足がはれぼったい、ふくれている）

「むくみ」は、「浮腫《ふしゅ》」ともいい、身体に水分が必要以上にたまった状態のこと。

お酒を飲み、塩辛いつまみも食べ、水分をたくさんとった翌朝、どうも身体がむくんでいる、という経験は誰にもあることでしょう。

むくみが出ると、皮膚の下に血液を含む水分がたまって足やすねがふくれ、指で押さえても、くぼんだまま、なかなかもとに戻らないことがあります。

こういうときは、ふだんの体重の5～10％以上といった水分がたまり、体重もそれだけ増えている――ふだんの体重が60キロならば63～66キロ以上になる、とされています。

むくみが出やすいのは、顔、とくにまぶた、足など。体内の水分は重力によって下のほうに移動するので足がむくみます。横になっている姿勢の長い人は、背中がむくみます。健康な状態でも足、とりわけ膝《ひざ》から下や足の甲がむくみがちな高齢者は、珍しくありません。漢方薬・鎮痛剤・降圧薬（高血圧の薬）・ホルモン剤などを服用していると、薬の副作用としてむくみが出る場合もあります。

2～3日でむくみが引き、体重も戻るのであれば、あまり心配はいらないでしょう。

しかし、何日もむくみが続き、体重も3～4キロ急増してそのままという場合は、心不全などの心疾患や、心臓以外の内臓（腎臓・肝臓など）の病気または内分泌疾患（甲状腺に関係する病気など）がある恐れがあります。

夜、おしっこに何度も起きるようになるのも（夜間の頻尿）、むくみと関係があることがあり、心不全が疑われる症状の一つとされています。

活動している昼間は、血液は全身に分布していますが、夜間に身体を横たえると、血液が体の中心部に戻って、腎臓の血流が増加します。すると寝ている間の尿の量が増えて、しばしばトイレに起きるようになります。

心臓のポンプとしての働きが低下すると、心臓に近い肺で血流がとどこおり、水分がしみ出てきて、たまることがあります（心臓が原因の「心原性肺水腫《はいすいしゅ》」）。この結果、だるさ・疲れやすさ・倦怠感を覚えたり、息切れ・息苦しさ・呼吸困難を感じたりするかもしれません。

むくみが続き、息切れ・動悸など心疾患が疑われる症状も出ているときは、かかりつけ医に早めに相談してください。

心疾患が疑われる症状【7】……めまい、立ちくらみ

めまいは、病名ではありません。安定した感覚を失っている状態のことで、次のような自覚症状があります。

周囲のものが、グルグル回って見える（円を描いて動くように感じる）。
自分の周囲が動く（上下や左右に揺れる）ように感じる。
くらくらと、立ちくらみがする。
身体がフラフラして、安定した姿勢や直立姿勢を維持することが難しい。
以上に加えて、不快感や吐き気を感じ、嘔吐《おうと》をともなうことがある。

めまいの原因は、非常に多岐にわたっていて、原因をつかみにくい症状の一つです。

めまいを「真性《しんせい》」と「仮性《かせい》」のものに分けることがあります。

真性のめまいは、自分の感じている空間と現実の空間が一致せず、周囲が円を描いている感じがします。メニエール症候群（メニエール病）がそうです。

仮性のめまいは、現実の空間が揺れている感じがします。貧血や高血圧・低血圧などで脳に送られる血液量が減って起こるほか、自律神経失調症でも起こります。

「耳の病気による」ものと、「耳の病気以外による」ものに分けることもできます。

耳は、音を聞く器官というだけでなく、三半規管などで平衡感覚をつかさどる器官でもありますから、耳の障害がめまいにつながります。代表的な耳の病気がメニエール症候群で、内耳炎が原因の場合もあります。

耳以外の病気では、貧血、高血圧・低血圧、各種の血液疾患、自律神経失調症、更年期障害、眼筋麻痺《がんきんまひ》、脳腫瘍、脳溢血、てんかん、頭部外傷などによる脳神経障害のほか、心疾患では脈が遅くなる徐脈でも起こります。

病気とはいえない乗物酔いで、めまいを感じる人もいます。疲れ、ストレス、心理的なショックから起こることもあります。遊びでくるくる回ったあと、めまいに似た自覚症状が残るのは、ふつうの生理的な現象です。

心疾患を疑うべきめまいは、徐脈など不整脈によるものが主で、めまい全体のなかではごく一部といえます。病院の診療科でいえば、めまいは神経内科・耳鼻咽喉科・脳神経外科・血液内科・心療内科などであつかわれることが多いわけです。めまいを繰り返すときは、かかりつけ医に相談し、検査や受診をしてください。

ただし、徐脈によるめまいや、不整脈が高じて脳が虚血状態となり失神してしまうようなケースは重大で、放っておけませんからご注意。

心疾患の予防――心疾患を疑わずにすむ生活を送るために

心疾患には、細菌やウイルスの感染によるもの（弁膜症・心筋症など）、生まれつきの先天性のもの、誰も避けられない加齢（老化）によるもの、薬の影響によるものなどがあります。

しかし、とくに虚血性心疾患がそうですが、日頃の生活習慣によって予防できる心疾患が少なくありません。ここまでお話ししてきた症状を減らし、心疾患の予防につながると考えられていることを、いくつかご紹介します。

どれも、健康を維持する方法として当たり前にいわれていることばかりです。おっくうがらず、地道に実践してください。

図4の国立循環器病研究センターの「循環器病情報サービス」というウェブページ（ホームページ）は、虚血性心臓疾患（狭心症・心筋梗塞）の予防法として八つの項目を掲げています。おもなものに解説を加えておきましょう。

【禁煙する】

喫煙が身体によくないことは、さんざん指摘されていますが、心疾患に関係することをいくつか書いておきます。

タバコの煙に含まれるニコチンは、血管を収縮させ、血圧を上昇させ、脈拍も増えて、心臓に負担をかけます。

同じく煙に含まれる一酸化炭素や活性酸素などの有害物質は、血管の内側を傷つけて、血管

虚血性心疾患（狭心症・心筋梗塞）の予防

- 禁煙する
- 塩分・糖分・脂肪分を取り過ぎない
- バランスのよい食事をとる
- 適度な運動をする
- ストレスを避け、規則正しい生活を送る
- 血縁者に心筋梗塞の患者がいれば生活習慣に注意を
- 高血圧・糖尿病・高脂血症の早期発見を
- 強い胸痛を感じたらすぐ病院へ

［出所］国立循環器病研究センターの
「循環器病情報サービス」による
http://www.ncvc.go.jp/cvdinfo/pamphlet/heart/pamph34.html

【図4】

収縮・血液凝固・動脈硬化などをもたらします。

喫煙者の心筋梗塞のリスクは、タバコを吸わない人の3倍くらいです。禁煙すれば、リスクはしだいに低下します。喫煙は、タバコを吸う本人だけでなく、受動喫煙として周囲の人に健康被害をもたらすことも、忘れてはいけません。

【塩分・糖分・脂肪分を取り過ぎない。バランスのよい食事をとる】

日本では長い間、虚血性心疾患の患者が欧米よりも少ないといわれてきました。これは伝統的な和食が健康によいことが、大きな理由です。

たとえば、肉より魚をよく食べる、バターをたっぷり塗ったパンをあまり食べない、豆腐や納豆をはじめ大豆製品をよくとる、海藻・きのこ類・茎《くき》野菜など食物繊維を多くとる、などです。

日本の高齢者には、アメリカやブラジルあたりのニュースでよく見かけるような、でっぷり太った人があまりいないでしょう。これは、よい食生活を送っているからで、よい食の伝統は、積極的に受け継いでいきたいものです。

食べ過ぎやバランスの悪い食事、運動不足（次の項目をご参照）などによる肥満は、内臓脂肪を過剰に蓄積させます。すると、身体によい物質が減り、よくない物質が増えて、高血圧・高血糖・脂質異常などを引き起こし、動脈硬化をもたらして、虚血性心疾患の発症リスクを高めるのです。

ウエスト径が男性85㎝以上・女性90㎝以上に加えて、高血圧・高血糖・脂質異常のどれか二つが一定基準以上になると「メタボリック・シンドローム」と診断され、心疾患の恐れが高まります。食事や運動など生活習慣を改善して、適切な体重を目指すことが重要です。

【適度な運動をする】

軽い運動が心疾患の予防になります。年をとって腕立て伏せを何十回もやったり、瞬発力を発揮して短距離を走る（いずれも無酸素運動）必要は、まったくありません。

軽いジョギング、軽い水泳、水中歩行、早歩き（難しければ散歩）など、息を切らさず持続できる有酸素運動を、週3～4回（できれば毎日）30分以上すればよいでしょう。

早朝や深夜は、心臓の冠動脈《かんどうみゃく》（心臓を上から木の枝のように覆って、冠《かんむり》のように見える動脈）が収縮していることが多いので運動は避け、起床から1時間後くらいのほうがよい、とされています。

【ストレスを避け、規則正しい生活を送る】

国立循環器病研究センターのウェブページは、

①一度に多くのことをやろうとする。
②たえず動いていないと安心できない。
③いらだちをすぐに言葉や態度にあらわす。
④批判的な言動をとりたがる。
⑤爆発的に早口でしゃべる。
⑥食べるスピードが速い。

——という性格の人に心筋梗塞症の発症が多い、としています。「焦らず、怒らない」「明日できることは今日しない」という標語をかかげ、のんびりと着実な生活リズムをつくることを呼びかけています。

精神的・肉体的ストレスがかかると、血液中のコレステロールが上昇して動脈硬化が進行しやすくなります。また、動悸のところで紹介したように血液中の交感神経系ホルモンが増え、血圧が上昇し、冠動脈の内側が傷つきやすくなります。これらが、心筋梗塞症の引き金となりかねないわけです。

【高血圧・糖尿病・高脂血症の早期発見を】

高血圧・脂質異常症・喫煙・肥満・糖尿病によって動脈硬化が加速し、心疾患のリスクが高くなることがわかっています。以上を、動脈硬化の５大リスクという人もいます。

高血圧・脂質異常症・肥満・糖尿病・歯周病などは、食習慣・運動不足・喫煙・飲酒といった生活習慣が強く関係しているので、まとめて「生活習慣病」と呼ばれます。

生活習慣病が心疾患の原因となることは、よく知られています。たとえば糖尿病の人は虚血性心疾患の発症リスクが糖尿病でない人の３倍くらいとされています。虚血性心疾患そのものを生活習慣病に含める人もいます。

いずれにしても、よい生活習慣を心がけ、生活習慣病にならないよう注意し、生活習慣病があればすぐ見つけて治療することが、心疾患の予防につながります。

アメリカ心臓協会「あらゆる年齢で心疾患予防を助ける方法」

アメリカ心臓協会（American Heart Association）のウェブページは、「あらゆる年齢で心疾患予防を助ける方法」を紹介しています（最終レビュー2015年4月1日）。

非常に具体的・実用的で、日本の医者があまりいわないようなことまで書いてあり、とても興味深いです。年齢ごとにまとめてあり、どの世代の人も参考になるでしょう。

アメリカは肥満が多く、みんな肉をよく食べ、ファストフード（短時間で出てくる手軽な食事）も好まれますから、日本人にはいわずもがなの話も含まれています。

でも、日本人の食生活は、若い人を中心に、パン食が増えた、魚より肉を好む人が増えた、ファストフードやカップ麺の類いで済ませる人も多いなど、アメリカ式に近づいているようです。その警鐘としても、ぜひ目を通してください。

長いので抜粋や要約をしてあります。（注）とした注釈は原文にはありません。原文はこちら。グーグルの自動翻訳などで充分意味がとれるでしょう。https://www.heart.org/en/healthy-living/healthy-lifestyle/how-to-help-prevent-heart-disease-at-any-age

【どんな年齢でも】

年齢に関係なく、誰もが健康的な食事と適切な身体活動から利益を得られます。

・健康的な食事プランを選ぶ。あなたの食べ物で、心疾患や心臓発作のリスクを減らすことができます。

飽和脂肪酸（注＝肉の脂身やバターに多い）・トランス脂肪酸（マーガリン、ファストフード食品、フライドポテト、電子レンジ調理のポップコーンなどに多い）、塩分が少ない食品を選んでください。健康的な食事の一環として、果物や野菜、繊維が豊富な全粒穀物（注＝精白などの処理で皮や胚を取り除いていない穀物で玄米など）、魚（できれば油の多い魚——注原文の oily-fish はイワシ・ニシン・サーモン・マグロ・サバなど。イワシ・サバ・サンマなど日本でいう青魚《あおざかな》を含む——を少なくとも週２回）、ナッツ、豆類、種子をたくさん食べ、肉なしで食事してみてください。低脂肪の乳製品や鶏肉（皮）を選び、砂糖で甘くした飲み物と赤身の肉を制限します。

・身体を動かす。毎週少なくとも2時間半（150分）の中程度の有酸素運動（例　早歩き）、または1時間15分（75分）の強度の有酸素運動（例　ジョギング、ランニング）、または毎週以上二つの組み合わせに、身体をゆっくりならしていけます。

さらに、週に2日以上、おもな筋肉すべて（足、腰、背中、腹部、胸と肩、腕）に作用する筋肉強化の運動が必要です。子どもは毎日少なくとも60分身体を動かすべきです。

【あなたが20代なら】

早く心臓に賢明になれば、あなたは時代の先に行けます。リチャード・スタイン医学博士は、「あなたがすること、しないことは、あなたがどれだけ長く、どれだけうまく生きるかを物語る兆候です」と語ります。

・医者を見つけ、定期的な健康診断を受ける。健康な人にも医者が必要です。医師との関係を築くことは、いますぐ心臓の健康診断を始めることができることを意味します。ダイエット食、ライフスタイル、血圧・コレステロール・心拍数・血糖値・肥満指数のチェックについて医師に相談してください。

妊娠中、太りすぎ、糖尿病ならば、血糖値のチェックが必要かもしれません。自分の数値の位置を早く知ることで、将来起こりうる変化を見つけやすくなります。

・身体を動かす。若い年齢から始めれば活動的になり、活動的であり続けることがはるかに簡単になります。さまざまな運動を取り入れ新しい動機を見つけて、あなたのトレーニングルーティンをおもしろくしてください。

・喫煙せず、間接喫煙も避ける。10代でタバコを吸いはじめたなら、禁煙のときです。間接喫煙すらも深刻な健康被害をもたらします。アメリカの外科医の一般報告によると、非喫煙者は自宅や職場で間接喫煙にさらされることで、心疾患や肺がんを発症する可能性が最大30％高くなります。

【あなたが30代なら】

家族と仕事の両立で、多くの人は自分の心臓を心配する時間がほとんどなくなってしまいます。三つすべてのバランスを取るいくつかの方法があります。

・健康な心臓の生活を家族の問題にする。あなたの子どもに心臓を健康的にする習慣をつくって維持してください、あなたもその恩恵を受けるでしょう。ソファで過ごす時間を減らし、動く時間を増やします。歩くか自転車で近くの公園を探検してください。フープを投げたり、犬を散歩させたり。

庭に野菜や果物を一緒に植えて、料理の手伝いに子どもたちをキッチンに招待してください。

・家族の歴史を知る。家系図で心臓の健康状態を調べます。心疾患の親戚がいるとリスクが高まり、それが親か兄弟姉妹の場合はさらにリスクが高まります。

あなたがリスク要因に焦点を当てるべきだということは、あなたがそれを、健康的な体重の維持、定期的な運動、タバコを吸わないこと、健康的な食事によってコントロールできることを意味します。

また、あなたの家族でわかった心臓の問題があれば、どんなことでも医師に知らせてください。

・あなたのストレスを飼いならす。長期的なストレスは心拍数と血圧の上昇を招き、動脈壁を損傷する恐れがあります。

ストレス管理のテクニックを学ぶことは、あなたの身体だけでなく、あなたの生活の質に利益をもたらします。深呼吸エクササイズを試し、毎日あなたが楽しいことをする時間を見つけてください。ボランティア活動は、ストレス解消にすばらしく効くものです。

【あなたが40代なら】

心臓の健康が優先されてなくても心配いりません。いまあなたがする健康的な選択は、長期にわたってあなたの心臓を強化できます。ライフスタイルを変える必要がある理由を理解し、それをおこなう自信を持ってください。次に一度に一つずつ取り組みます。「成功するたび、次の成功に自信を持てるようになります」と、アメリカ心臓協会のスタイン博士は述べています。

・体重に注意。40代では新陳代謝が遅くなることに気付くかも。しかし、心臓によい食事をとり、充分運動をすることで、体重の増加を避けることができます。秘訣は、あなたが楽しむトレーニング・ルーティンを見つけることです。

あなたに動くモチベーション（動機）が必要なら、トレーニングの相方を見つけることです。

・血糖値をチェック。血圧チェックやそのほかの心臓検診に加えて、45歳までに空腹時血糖値検査を受ける必要があります。

この最初の検査は、3年ごとにおこなうべき将来の検査のベースラインとなります。太りすぎ、糖尿病、または糖尿病になるリスクがある場合は、検査を早期に、またはより頻繁におこなうこともができます。

・いびきを無視しない。あなたの眠っているパートナーの、あなたのいびきに関する不満を聞いてください。

成人の5人に1人は、少なくとも軽度の睡眠時無呼吸をわずらっています。これは、睡眠中に呼吸が一時停止する状態です。適切に治療しないと、睡眠時無呼吸は高血圧、心疾患、脳卒中の原因となる恐れがあります。

【あなたが50代なら】

しわや白髪が出るのとは違い、年を取っても見えないのは、加齢が心臓に与える影響です。ですから、50歳代から追加の手順を実行する必要があります。

・健康的な食事をとる。 不健康な食生活に陥りやすいので、果物や野菜、繊維が豊富な全粒穀物、魚（できれば青魚を少なくとも週に2回）、ナッツ、豆類、種子をたくさん食べて、食生活をリフレッシュしてみてください。肉なしの食事にもトライを。

・心疾患や心臓発作の兆候を学ぶ。 いまこそ、症状の知識を得るときです。誰もが脳卒中による突然のしびれや心臓発作による激しい胸痛を経験するわけではありません。また、女性の心臓発作の症状は、男性と異なる場合があります。

・自分の治療計画に従う。 これまでに、高血圧、高コレステロール、糖尿病、または心疾患や脳卒中のリスクを高めるそのほかの状態と診断されている可能性があります。投薬、ライフスタイル、食事の変更などを含む、処方された治療計画に従うことでリスクを軽減します。

【あなたが60代以上なら】

年齢とともに心疾患のリスクが高まります。血圧、コレステロール、そのほか心臓に関連する数値は上昇する傾向があります。あなたの数値を注意深く観察し、発生する健康上の問題を管理することは、必要な健康的食事や運動とともに、あなたがより長く、よりよく生きることを助けることができます。

・**足関節上腕血圧比検査を受ける。** 60代から、身体検査の一環として足関節上腕血圧比検査を受けることを推奨します。

この検査では、足の脈拍を評価して、足の動脈にプラークが蓄積する（注＝動脈の壁が厚くなる）あまり知られていない心血管疾患である末梢動脈疾患（ＰＡＤ）の診断に役立てます。

・**体重に注意。** あなたが年をとるにつれて、あなたの身体が必要とするカロリーは少なくなります。太りすぎは心臓の働きを悪化させ、心疾患、高血圧、糖尿病、高コレステロール血症のリスクを高めます。定期的に運動し、栄養豊富な食品を少しずつ食べると、健康的な体重を維持するのに役立ちます。

・**心臓発作や脳卒中の兆候を学ぶ。** 女性の心臓発作の症状は男性とは異なる場合があります。心臓発作や脳卒中を起こしているときを知ることは、すぐに助けを得る可能性が高いことを意味します。迅速な治療はあなたの命を救い、深刻な障害を防ぐことができます。

◆ここまでが、アメリカ心臓協会のアドバイスです。いかがですか。◆

日本の医者ならば、「ご家族や親戚に心疾患の方はいませんか？　いたら注意してください」というところ、「家族の歴史を知ろう！　家系図で心疾患の人をお調べなさい」なんていうのが、いかにもアメリカらしいですね。

第2章

代表的な心疾患10とは

——虚血性心疾患・心不全・不整脈などの基本を知っておこう

心疾患の分類と「代表的な病気」10

この章では、代表的な心疾患10種類を見ていきます。

まず、**図5**の心疾患は「心臓につながっている血管の病気」と「心臓そのものの病気」の二つに分けることができます。

心臓につながっている血管の病気は、(A)心臓の表面を木の枝のように全体として冠《かんむり》状に覆っている「冠動脈《かんどうみゃく》」の病気と、(B)心臓から血液が出ていくすぐのところにある太い血管「大動脈」の病気に分かれます。

心臓そのものの病気は、(C)心臓をつくるそれぞれの部位――いわば心臓の〝部品〟が損なわれることによって起こる病気と、(D)心臓全体のポンプ機能の不調や、心臓の拍動をコントロールする電気信号の不調などによって起こる病気に分かれます。

代表的な心疾患10を、以上4つの分類に当てはめると、次ページのようになります。

順番に解説していきましょう。

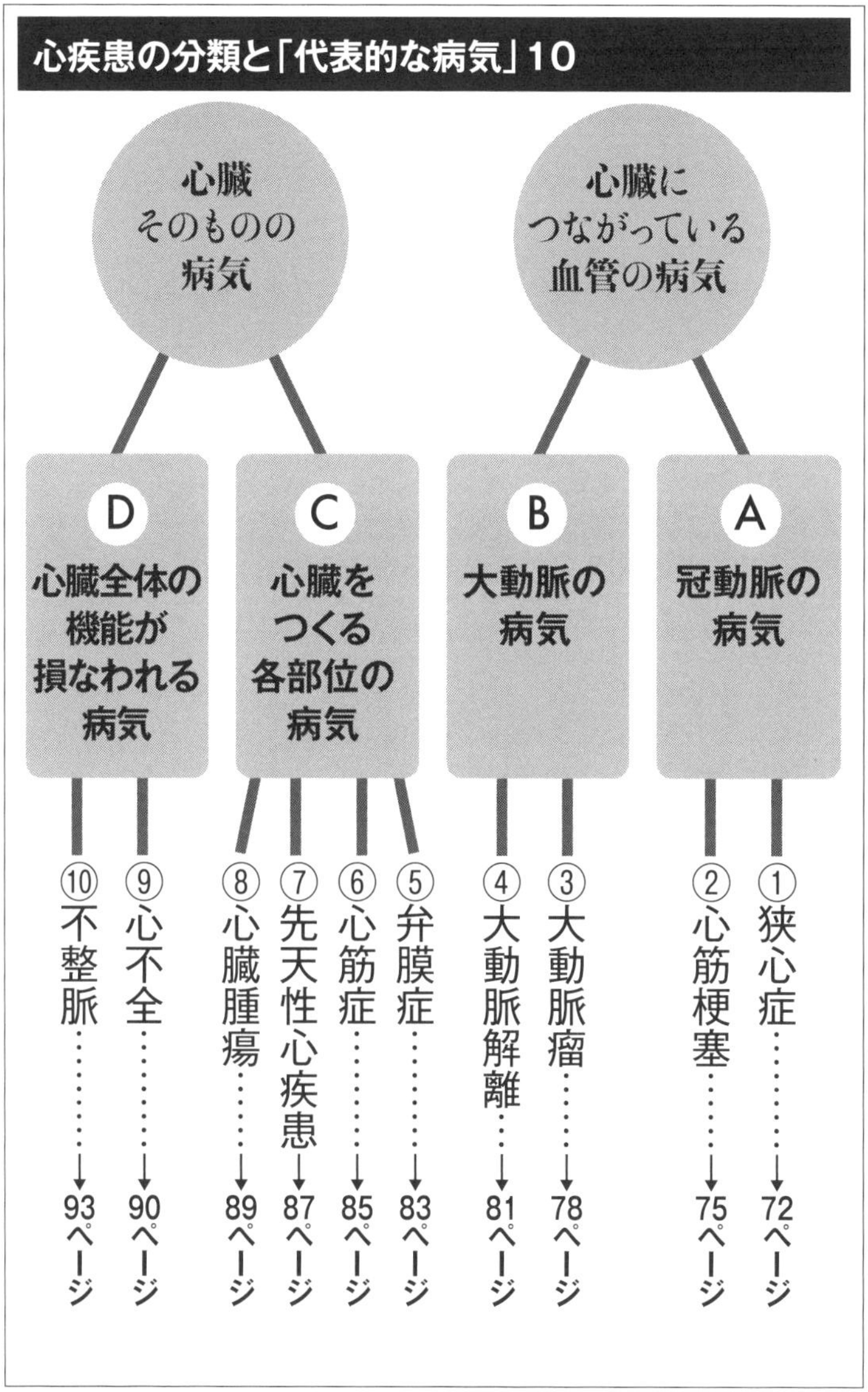
心疾患の分類と「代表的な病気」10
心臓にのながっている血管の病気
心臓そのものの病気
A 冠動脈の病気
B 大動脈の病気
C 心臓をつくる各部位の病気
D 心臓全体の機能が損なわれる病気
①狭心症……→72ページ
②心筋梗塞……→75ページ
③大動脈瘤……→78ページ
④大動脈解離…→81ページ
⑤弁膜症……→83ページ
⑥心筋症……→85ページ
⑦先天性心疾患→87ページ
⑧心臓腫瘍……→89ページ
⑨心不全……→90ページ
⑩不整脈……→93ページ

【図5】

（A）冠動脈の病気その1　①狭心症

心臓の表面には、冠動脈《かんどうみゃく》という血管が、上から冠をかぶせたような形で走っています。心臓からは、上方向に大動脈が出ていて「からだ全体用」に酸素が豊富で新鮮な血液を送っていますが、その大動脈の付け根から「自分（心臓）用」の血液を、冠動脈を通して取っているのです。こうして心臓は、収縮しては戻ることを繰り返す――80歳すぎまでに30億回も働き続ける仕事に必要な酸素や栄養分を受け取ります。

冠動脈が狭くなると（「狭窄《きょうさく》」といいます）、心臓をつくる筋肉（心筋）に充分な酸素や栄養が送られなくなり、心筋の働きが悪くなります。これが「狭心症《きょうしんしょう》」です。名前からは心臓の部屋（心房と心室）が狭くなるようなイメージがありますが、狭くなるのは、あくまで冠動脈という血管の内側（血管の内径）です。

【狭心症の原因】

冠動脈が狭くなるおもな原因は「動脈硬化」です。高血圧・脂質異常・糖尿病や喫煙などがあると、動脈の内側の壁が厚く、硬くなって、血管を狭めます。「攣縮《れんしゅく》」といって冠動脈の部分的なけいれんが血流を悪くすることもあります。動脈硬化に加えて自律神経や循環ホルモンが関係しているとされており、「異型狭心症」と呼ばれます。

【狭心症の症状】

狭心症の発作が起こると、激しい胸の痛み、胸が締めつけられるような圧迫感があります。同時に息切れ・呼吸困難なども起こりますが、多くは血流が回復し、安静にしていれば１～２分から数分、長くても15分ほどで収まります。

寒いときは発作が起こりやすいです。

おもに運動やストレスから胸痛や不快感が起こり、毎回、同じ程度の運動やストレスで同じような胸痛や不快感を感じるものを「安定狭心症」といいます。

眠っているかどうかにかかわらず、横になっているとき起こるものを「安静狭心症」といいます。

明らかなきっかけはありません。

症状のパターンが変化するものを「不安定狭心症」といいます。とくに、「こういうときは、こんな胸痛や不快感が出る」とだいたいわかっていた安定狭心症の人に、次のような症状が出たときは危険で、緊急事態の恐れがあります。

いままで感じたことのない、新しいパターンの胸痛や不快感を感じる。

痛みがひどくなり、症状が悪化する。

発作回数が増える。

ちょっとした動作をしたとき、または安静にしているときに発作が起こる。

こうした変化は、冠動脈の内側の壁にできた脂質のコブが破裂したり、そこに血栓ができたりして、血管が急速に狭くなって引き起こされることが多いのです。急いで救急車を呼んでください。

【狭心症の治療】

交感神経刺激ホルモンの働きを抑え心臓を落ち着かせるベータ遮断薬・血管を広げる硝酸薬（ニトロまたはニトログリセリン）・血管が狭くなるのを防ぐカルシウム拮抗薬などの投与。

カテーテル・インターベンション――カテーテルと呼ばれる細い管を太ももの付け根から動

脈に入れて、血管が狭くなった場所まで進め、カテーテル先端につけたバルーン（風船）を膨らませて血管を広げます。あらかじめバルーンに「ステント」という筒状の金網をたたんでかぶせておくと、これが開いて冠動脈を内側から支えます。そのままステントを残し、バルーンをしぼませてカテーテルを抜きます。

血管が狭くなった場所を迂回する新しい血管を作るバイパス手術、など。

(A) 冠動脈の病気その2　②心筋梗塞

冠動脈が血栓（血液の塊）で詰まってしまい、その先に血液が流れなくなってしまう病気が「心筋梗塞《しんきんこうそく》」です。

血液が流れなくなると、心筋への酸素や栄養分がストップし、心筋が部分的に死んでしまいます（「壊死《えし》」します）。一度壊死した心筋は二度と再生しません。

「急性心筋梗塞」が起こると、壊死した範囲が広がり、心臓のポンプ機能が不調となる「急性心不全」を招いて、死に至る危険があります。

①狭心症②心筋梗塞は、心臓が必要とする血液が足りなくなるか失われるかするので、まと

めて「虚血性心疾患」といいます。問題が生じる場所が同じなので、まとめて「冠動脈疾患」とも呼ばれます。

狭心症が、血流が悪くてもなんとか流れているのに対して、心筋梗塞は、ある場所から先の血流が完全に止まります。

【心筋梗塞の原因】

狭心症と同じく動脈硬化です。動脈の内側の壁にできた脂質のコブが破裂し、そこに急速に血栓ができて、血流を止めてしまいます。

このメカニズムを、やや詳しく説明しておきましょう。

動脈硬化が進むと、血管の壁をつくるいちばん内側の膜（内皮細胞）が傷つきやすくなります。

傷ついた隙間から、血液中に増えすぎた脂肪分の「悪玉コレステロール」（ＬＤＬコレステロール）が、血管の壁の内側に入り込みます。

すると、悪玉コレステロールを退治しようとする免疫細胞や、その他の細胞も入り込んできて、血管の壁に「アテローム」と呼ばれる、ぶよぶよした脂質の塊ができます。

さらに時間がたつと、これは「プラーク」と呼ばれるコブとなってふくれ上がります。この段階では、血管がかなり狭くなっています。

このプラークが破裂すると、裂け目を中心に急速に血栓（血の塊）ができて、血管をふさいでしまいます。

【心筋梗塞の症状】

脂汗が出るような激しい胸の痛みや、胸が締めつけられるような圧迫感です。長くても15分ほどで収まる狭心症とは違い、症状が30分以上続きます。「胸をえぐられるような強烈な痛み」「焼けつくような痛み」などと表現する人もいます。

【心筋梗塞の治療】

急性心筋梗塞が起こったら大至急、救急車を呼ばなければいけません。発症から治療を始めるまでの時間が短ければ短いほど、壊死する範囲（梗塞の範囲）を小さくできます。

治療法は、狭心症とほぼ同じと考えてください。

（B）大動脈の病気その1　③大動脈瘤

「大動脈」は、心臓が全身に送り出す酸素の豊富な血液が、最初に通る太い血管です。心臓から上に出てすぐ、脳と左右の腕へむかう血管3本の分岐点で下に向きを変え、胸部から腹部へと降りていき、途中腎臓へむかう血管などに分かれながら、おへそ付近の終点で左右の足へむかう血管2本に分かれます。

はてなマーク「?」の「・」を取ったような形、あるいは傘の先っぽを下にしたときの「傘の持ち手と中棒」のような形をしていると思ってください。

横隔膜《おうかくまく》を境に、上を胸部大動脈、下を腹部大動脈といいます。直径は成人で胸部が25～30ミリくらい、腹部が20～25ミリくらいです。

この大動脈の一部に脂質のコブができる病気が「大動脈瘤」です。

大動脈瘤には、次の二つのタイプがあります。

真性動脈瘤……血管の壁の3層構造（内膜・中膜・外膜）が保たれたままで、動脈がコブ状に膨らむもの。

仮性動脈瘤……内膜・中膜が部分的に欠け、もれた血液が周囲の組織を圧迫して、コブをつくるもの。

※注　解離性動脈瘤（大動脈解離）を三つめのタイプとすることもありますが、ここでは別の項目であつかいます。

コブの形からは、次の二つに分けられます。

紡錘状《ぼうすいじょう》動脈瘤…ホースの途中がレモンか卵のように膨らんでいる形。真性動脈瘤に多く、破裂することが比較的少ない。

嚢状《のうじょう》動脈瘤……ホースの途中が袋か風船のように飛び出している形。仮性動脈瘤に多く、小さくても破裂しやすい。

【大動脈瘤の原因】

コブができるおもな原因は動脈硬化です。

大動脈には、つねに高い圧力（血圧）がかかっていますから、動脈硬化でもろくなった血管は圧力に負けてだんだん膨らみ、動脈の壁に脂質が入り込むことで、コブができることがあります。

コブは大動脈のどこにでもできますが、4分の3くらいが腹部大動脈瘤です。

【大動脈瘤の症状】

ほとんどの場合は無症状です。もともと太い大動脈は、膨らんだりコブができたりしても血液が流れ続け、虚血性心疾患のような症状が出ませんし、人間ドックや健康診断のような検査をしなければ見つかりません。これが大動脈瘤の恐ろしいところです。

前兆らしきものがなく、突然コブが破裂することがあるからです。破裂すると激しい胸の痛みに襲われ、大出血してショックを起こし、死の危機に直面します。

このときは、一刻を争って心臓血管外科医のもとに担ぎ込まなければなりません。そのまま意識を失って死に至ることもあります。

胸部大動脈瘤は無症状のこともありますが、痛み、せきのほか、息をするとき「ヒューヒュー」「ゼーゼー」などと音がする（喘鳴《ぜんめい》）、食べ物をうまく飲み込めない（嚥下《えんげ》障害）、しわがれ声やかすれ声（嗄声《させい》）などが見られる場合があります。

【大動脈瘤の治療】

小さな動脈瘤であれば、定期的なＣＴ検査（コンピュータ断層撮影）で様子を見ます。大動脈が膨らんで太さが50～60ミリ以上になると、血管が破裂する危険性が増大することがわかっています。

大きくなってくるようなら、コブのできた血管を人工血管に置き換える（人工血管置換術）、コブのところにステントを挿入して破裂を防ぐ（ステントグラフト内挿《ないそう》術）などをおこないます。

小さな動脈瘤でも、半年で５ミリ以上というようなスピードで大きくなるものや、痛みなどの症状をともなうものは、破裂しやすいとされ、手術を検討します。

（Ｂ）大動脈の病気その２　④大動脈解離

大動脈解離は、大動脈の血管の壁の一部が弱いため血流の方向に裂け、血液の通り道が本来のものとは別に、もう一つできてしまう病気です。解離性動脈瘤ともいいます。

大動脈解離が起こると、大動脈が膨れる、破裂する、血流障害が起こるなどします。

大動脈瘤が破裂した場合と同じく、たいへん危険な状態で、早急な処置が必要です。

【大動脈解離の原因】

動脈硬化・高血圧・高脂血症・遺伝性疾患などによって血管が傷むと、血管の壁の3層構造（内膜・中膜・外膜）のうち中膜・内膜が弱くなり、大動脈を流れる血液が内膜にできた裂け目を通って、中膜層（内膜と外膜の間）に入り込みます。睡眠時無呼吸症候群も大動脈解離との因果関係が指摘されていますので、要注意です。

入り込んだ血流は勢いが強く、大動脈の壁を縦方向に（足のほうに向けて）裂いていきます。「もう一つの通り道ができる」といっても出口はなく、血液の行き場がないため、裂ける一方になるのです。胸部大動脈から始まった裂け目が、腹部大動脈や骨盤のあたりまで達することは珍しくありません。

【大動脈解離の症状】

おもなものは、突然起こる胸や背中の激痛です。解離が進むにつれ、痛みが胸から腹や足など、いろいろな場所に移動することがあります。失神することもあります。

【大動脈解離の治療】

大動脈の解離した部分は、外側が外膜（もともとは丈夫な壁）の一層だけになってしまっているので、血圧に耐えられず、破れてしまうことがよくあります。

とくに、心臓を出てすぐの場所、上に向かう大動脈から始まる解離は、48時間以内に破裂を起こしやすく非常に危険で、緊急手術が必要です。大動脈瘤と同じように、解離した血管を人工血管に置き換えますが（人工血管置換術）、大手術となります。

下に向かう大動脈から始まる解離は、ただちに破裂する危険がないものが多く、絶対安静にして投薬します。

背中の痛みが続いて破裂の兆候が認められたり、内臓や下半身への血流が悪くなったりする場合は、大動脈瘤と同じようにステントグラフト内挿術をほどこします。

(C) 心臓の各部位の病気その1　⑤弁膜症

弁膜症は、心臓に四つある弁（弁膜）のどれか一つ、または二つ以上の弁が損なわれる病気です。ふつうは、つぎのどちらかです。

狭窄症………弁が開きにくくなる。弁のところで血液が通る面積が狭くなるため、
血液が先へ流れにくくなる。

閉鎖不全症…弁が閉じにくくなる。弁のところで血液の逆流が起こる。

どちらも、心室や心房に大きな負担がかかります。心筋の肥大（「心肥大」ともいい、心筋が厚くなる。心臓そのものが大きくなる「心拡大」とは異なる）が起こり、心臓の収縮力が弱まってポンプ機能が低下し、心不全を招くことがあります。

弁の名前4つ（三尖弁《さんせんべん》・肺動脈弁・僧帽弁《そうぼうべん》・大動脈弁）と、狭窄症・閉鎖不全症を組み合わせた「大動脈弁閉鎖不全症」「大動脈弁狭窄症」や「僧帽弁閉鎖不全症」「肺動脈弁狭窄症」「三尖弁閉鎖不全症」などが、具体的な病名となります。

【弁膜症の原因】

生まれつきのもの、動脈硬化、リウマチ熱などです。

【弁膜症の症状】

しばらくは無症状の場合が多いですが、動悸・呼吸困難・むくみといった心不全の症状が出ます。

【弁膜症の治療】

損なわれた弁を外科手術によって修復する（弁形成術）、人工弁に取り換える（弁置換術）などです。

（C）心臓の各部位の病気その2　⑥心筋症

心筋症は、心臓をつくる筋肉の病気です。心筋梗塞による心筋の壊死は、心筋に通じる血管に問題があるわけですから、心筋症には含めません。心筋症は、心筋そのものに異常や問題がありますす。さまざまなタイプがありますが、代表的なものは次の二つです。

拡張型心筋症……心筋が拡大し心臓（内側の空間そのもの）が膨らんで、心臓の収縮力が低下します。

肥大型心筋症……心筋が肥大して厚くなり、心臓の収縮力が低下します。厚くなるのは心臓の壁で、内側の空間はそのままです。

原因不明のものが少なからずあり、慢性化して治療が難しく、患者さんが少ないことから、心筋症は「特定疾患」として難病指定されています。医療費の補助もあります。

【心筋症の原因】

拡張型心筋症は、遺伝的背景（遺伝子の異常）・免疫異常・ウイルス感染による炎症などが原因とされますが、はっきりしないものも少なくありません。原因不明のものは「特発性拡張型心筋症」と呼ばれます。肥大型心筋症も遺伝的な要因が半分以上を占めるとされ、原因となる遺伝子もたくさん報告されています。

【心筋症の症状】

軽いものは症状が出ないことがあります。タイプにより症状はさまざまで、進行すると、だるさ・運動時の息切れ・横になったときの息苦しさ・運動時や安静時の動悸・むくみ・せきやたんの増加など「心不全」の症状が出ます。胸痛や失神が起こることもあります。

【心筋症の治療】

心臓の働きを助ける薬を服用する対症療法が中心です。心房細動や心室頻拍《ひんぱく》・心室細動などの不整脈があるときはペースメーカーを使うこともあります。

(C) 心臓の各部位の病気その3　⑦先天性心疾患

先天性心疾患は、生まれつき心臓の形や機能に異常がある病気で、次のようなものが知られています。

心房中隔欠損症……左右の心房を分ける壁に穴が開いているもの。
心室中隔欠損症……左右の心室を分ける壁に穴が開いているもの。
動脈管開存症………ふつうは生後すぐに閉じる動脈管が、開いたままになるもの。
ファロー四徴《しちょう》症　…心臓の発生段階で、心室中隔欠損・肺動脈狭窄・大動脈騎乗・右室肥大と呼ばれる４つの異常が同時に起こったもの。

皮膚や粘膜が青紫色っぽくなることを「チアノーゼ」といい、くちびる・耳たぶ・指先などで見られやすいものです。この有無で二つに分けることもできます。

チアノーゼ性心疾患………酸素の少ない静脈血《じょうみゃくけつ》（本来は心臓に戻って肺に送られる）が、心臓の穴などを通って全身に流れ、チアノーゼが出る。

非チアノーゼ性心疾患……チアノーゼは見られないが、本来とは異なる血流によって、心臓や肺に負担がかかる。

だれでも胎児のときは左右の心房を分ける壁に穴が開いていますが、ほとんどの人は新生児のとき穴が閉じます。まれに成長しても閉じない人がいて、穴を通して血液が逆流してしまいます。思春期まで無症状の人も多く、やがて呼吸困難や動悸が出てきます。

生まれた赤ちゃんの100人に1～2人が先天性心疾患をかかえている恐れがある、といわれています。

【先天性心疾患の症状】

チアノーゼ性心疾患は、泣く・排便時にいきむ・熱が出るなどするとチアノーゼが目立ちます。

非チアノーゼ性心疾患は、心臓と肺の間を血液がムダに行き来して大きな負担がかかり、呼吸が速くなったり汗をかきやすくなったりします。ミルクをあまり飲まず、体重が減ることがあります。

【先天性心疾患の治療】

成長するにつれて自然治癒するケースもありますが、手術が必要な場合は、穴を縫い合わせる、パッチを縫いつけるなどします。

小さいうちから治療が必要なものは、難病であることが多く、治療も特殊ですから、子ども専門の心臓外科医を受診します。

(C)心臓の各部位の病気その4　⑧心臓腫瘍

心臓腫瘍は、心臓にできる腫瘍で、比較的まれな病気です。

原発性の（転移してきたものでなく、心臓で発生した）腫瘍のおよそ4分の3は良性です。その半分くらいは「粘液腫《ねんえきしゅ》」と呼ばれるゼリー状の腫瘍です。ほとんどが散発性・孤立性で、7～8割が左心房内にできます。

【先天性心疾患の症状】

発熱・体重減少・倦怠感・ふらつき・立ちくらみ・失神などです。

腫瘍の位置によって血流を悪くするなど心臓の機能に影響する、腫瘍の一部が壊れて移動し塞栓症を引き起こす（血管が詰まる）、腫瘍表面に付着した血栓がはがれて末梢血管を詰まらせる、などが起これば、それに応じた症状が出ます。

【先天性心疾患の治療】

早期に手術で切除します。

（D）心臓の機能が損なわれる病気その1　⑨心不全

日本循環器学会と日本心不全学会は「心不全」を、こう定義しています。

「心不全とは、心臓が悪いために、息切れやむくみが起こり、だんだん悪くなり、生命を縮める病気です。」

心不全は、医学の専門用語としては〝病気〟の名前ではなく、心臓の調子が悪くて不完全な

〝状態〟のことです。

でも、本書の冒頭でお話ししたように、年に21万人近い心疾患で亡くなる人のうち８万５０００人以上、約40％の人の死因は心不全なのです。これを「調子がよくないだけ」と放置されては困りますから、学会が「生命を縮める病気」と宣言したわけです。

心臓のもっとも重要な役割は身体中に血液を送る〝ポンプ機能〟ですから、心臓の調子が悪いとは、とりもなおさずポンプ機能が低下すること。心不全とは「心臓ポンプ機能不全の症候群」ともいえます。

定義に「だんだん悪くなる」という一節がありますね。

心不全は、適切な治療を受ければ症状が改善しますが、心不全そのものが完全に治ることはあまりなく、ぶり返しがちです。

過労・ストレス・かぜ・暴飲暴食などで症状が悪化したり、再発したりすることがあります。

そこで、安静にして適切な治療を受ければ、再び改善します。

ところが、その後また悪化する、またよくなるというように、心不全は症状の改善・悪化を繰り返しながら「だんだん悪く」なっていくことが多いので、注意が必要です。

【心不全の原因】

冠動脈疾患（狭心症・心筋梗塞）・心筋症・弁膜症・不整脈など、心臓の病気が心不全を引き起こします。ほかにも高血圧症・糖尿病・腎臓病などさまざまな病気が原因となります。生活習慣病の多くもそうです。

【心不全の症状】

第1章で取り上げた心疾患が疑われる症状のうち、生理的なもの・心因性のもの以外の多くは、心不全の症状でもあります。

【心不全の治療】

原因となっている病気がはっきりしている場合は、それを治療します。投薬によって症状を緩和します。

心臓のポンプ機能を機械的に補助・代行する場合もあります。そもそも治療以前に、生活習慣を改善することが肝心です。

（D）心臓の機能が損なわれる病気その２　⑩不整脈

不整脈は、脈（脈拍・心拍）が速すぎる（頻脈）、遅すぎる（徐脈）、不規則であるなど脈のリズムが異常な状態をいいます。

成人が安静にしているときの正常な心拍数は毎分70（60〜80）回くらい。アスリートは毎分40回くらいでも、また人によっては90〜１００回くらいでも正常な場合があります。運動・痛みの刺激・怒りなどの興奮による心拍数の変化も、問題ありません。

頻脈は運動やストレスのほか、酒の飲み過ぎ・喫煙・かぜ薬や花粉症治療薬など刺激物質を含む薬などでも出ることがありますから、必ずしも頻脈イコール「病的な不整脈」ともいえません。

年をとるほど何らかの不整脈は出るものです。脈が速め、または遅め、ごくたまに脈が飛ぶなどの多くは心配いりません。36ページからの心疾患が疑われる症状【２】と【３】（胸がドキドキする、脈がおかしい、脈が乱れる）もおさらいしてください。

心臓を伝わる電気信号（電気刺激）が異常な伝経路を流れることで起こるものは、病的な不整脈です。

頻脈には、心房が細かく震える「心房細動」、心室が細かく震える「心室細動」などがあります。徐脈には、心房に信号がうまく伝わらない「洞不全症候群」、心房に伝わった信号がその先の心室までうまく伝わらない「房室ブロック」などがあります。

不規則な脈は、「期外収縮」といって、正常な信号の道筋から外れたところから別の信号が出て脈が乱れます。

【不整脈の原因】

電気信号の伝送路の変化は、加齢や体質も関係しています。

もっとも一般的な原因は、冠動脈疾患（狭心症・心筋梗塞）・心臓弁膜症・高血圧・肺疾患などです。

【不整脈の症状】

脈拍が1分間150～200回以上になると、速すぎて手首で脈を感じるのが難しく、血圧は下がり、息苦しくて、冷や汗が出てきます。まったく不規則な心臓の動きが突然始まって突然終わることもあります。

脈のリズムが異常になると、心臓のポンプ機能が低下し、脱力・運動能力の低下・息切れ・ふらつき・めまい・失神など心不全の症状が出ます。

失神が起こるときは、心臓の送り出す血液が足りず、血圧が維持できません。倒れて頭を打ち大けがをする恐れもあり、急ぎ治療が必要です。

【不整脈の治療】

抗不整脈薬と呼ばれる薬で拍動をコントロールします。何種類もの薬を試す必要があったり、薬によって不整脈の悪化や新たな不整脈が見られたりすることがあります。

徐脈では、人工的に電気信号を出してリズムを刻む「ペースメーカー」を、頻脈や不規則な脈では、モニターで異常信号を検知したときより大きい電気信号を出して正常な脈に戻す「体内植え込み式除細動器」を使うことがあります。

つまり、徐脈では正常な〝脈をつくる〟機械を、頻脈では余計な〝脈を消す〟機械を使います。後者は、不整脈の発生そのものを防ぐものではないため、薬を併用することになります。

頻脈では、機械を使わず余計な電気信号をカットする手術もありますが、徐脈では、正常な電気信号を生み出す手術というのはなくて、ペースメーカーに任せるわけです。

心室細動が起こったら、突然死につながる恐れがあり、ＡＥＤ（自動体外式除細動器）を使うなど一刻を争って処置します。ＡＥＤは病院はじめ駅・空港・役所・公民館・交番・学校や園・銀行・ホテル・商業施設・レクリエーション施設などに設置してあります。

心房細動は、心房内に血栓ができやすくなり、それが脳に飛んで脳梗塞を起こす恐れがあるため、手術をおこなう場合があります。この本の大テーマですから、詳しくは第３章で。

心疾患10種の解説は、ここまでにしておきます。

心疾患は、早め早めに専門医へ相談を

心臓は、さまざまな障害が生じても、もともと充実している予備機能や代償機構をはたらかせて、ポンプ機能を維持しようと頑張ってくれます。

それで当面は無症状のまま生活できても、やがては心臓が疲れきって、ポンプ機能が損なわれ、さまざまな症状が出てきます。

そうなってからでは、予後もよくありません。ここで紹介しきれなかった心臓の病気も多数ありますから、早め早めに心疾患の専門医に相談してください。

投薬などの内科的な治療は対症療法ですから、手術で根治できるものであれば、手術を検討することをお勧めします。

手術を検討するとき、忘れてはならない重要な問題があります。それは、心臓外科医によって技術力に大きな差がある、ということです。

手技《しゅぎ》に劣る外科医に手術をまかせたため病気が再発したり、再手術を余儀なくされたりする例は、決して珍しくありません。

心疾患の患者さんが、治療を受けて回復を目指すときは、多くの手術をこなして実績のある、経験豊富な心臓外科医を選ぶことが、非常に大切な〝第一歩〟となります。

このことは、くれぐれもよく覚えておいてください。

セカンド・オピニオンを求めることを、ためらわないで

医師の技術力に関連して「セカンド・オピニオン」にも触れておきます。セカンド・オピニオンとは、いまかかっている医師とは別の医師に求める「第2の意見」のことです。

心臓に大きな不安をかかえて、わからないことや疑問に思うことも多々あるのに、「いまかかっている主治医に申し訳ない」という気持ちから、別の医師に相談してセカンド・オピニオンを求めることを躊躇《ちゅうちょ》する患者さんが、少なからずいます。

これは、患者さんとして、よくありません。

患者さん一人ひとりによって受けたい治療は違います。

病院や医師によって必要と考える治療が異なるのも当たり前です。ときには、必要な治療がその病院で提供できないことから、医師が違う治療を選ぶケースもあります。

ですから、患者さんがセカンド・オピニオンを求めるのは当然のことで、ふつうの医師ならば、拒むことなどありません。医療は、すべてを医師まかせにする昔のやり方から、「インフ

ォームド・コンセント」（医師の充分な説明を、患者がよく理解したうえでの合意）によって患者が自分の治療を決めるものへと、変わってきています。「与える医療から選ばれる医療へ」が私のモットーでもあります。

知識や経験が豊富で、自分の診断や技術に自信がある医師ほど、「どうぞ、どの先生にでもセカンド・オピニオンを聞いてください」というものです。

なお、セカンド・オピニオンを求めることと主治医（病院）を変えることは、まったく別の話ですから、誤解しないでください。セカンド・オピニオンを聞いた患者さんは、主治医の方針が最善という確信を深めることも、医師や病院を変えることを決断することもあるわけです。

だれでも心臓は、たった一つしかありません。かけがえのない心臓に不安や悩みがあれば、たとえ手術直前でも、迷わずセカンド・オピニオンを求めるべきです。医師に遠慮する必要など、まったくありません。

私の所属するニューハート・ワタナベ国際病院では、無料メール相談・無料ＬＩＮＥ相談を受け付けており、セカンド・オピニオンを含むオンライン診療（有料）もおこなっています。

ちょっと宣伝になって恐縮ですが、東京都杉並区にあるニューハート・ワタナベ国際病院は年間５００件以上の心臓外科手術数を誇る循環器疾患専門の病院です。

心房細動手術のみならず渡邊剛院長の年間件数〝世界一〟を誇るロボット心臓外科手術など患者さんに優しい最先端の低侵襲心臓外科手術を得意とする日本有数の施設として高い評価を得ています。

日本全国から患者さんがお越しになりますが、選ばれる病院としてさらにクオリティを高める努力を職員一同、日々怠らず続けています。巻末にアクセス方法を記しておきますから、気軽に利用してください。

メールやりとりの後で受診する患者さんが、少なくない

メールのやりとりは無料です。メールを交わした人が私の手術を受けてくれることも、心房細動と思い込んでいる人が、一種の気の病や別の病気で、当院を受診する必要がないとわかることもあります。

デジタル化が進み、オンライン診療の保険適用も始まって、医療の現場は大きく変わりつつあります。昔は患者さんが、別の病院で撮った胸部Ｘ線やＣＴ画像を、大きな紙封筒に入れて持ってきていましたが、いまは電子メールやデジタル画像による情報の交換が可能です。病院が作っていたチラシや冊子の類いも、ウェブページやＳＮＳのコミュニケーションに代わってきました。操作の簡単なスマホの普及率も格段に上がり、情報伝達が正確で速くなり、わかりやすい画像を使って患者さんに説明ができるなど、私たち医師にとってはたいへんありがたいことです。

私のウェブサイトの問い合わせページ（https://www.fightaf.jp/form.html）では、

①心房細動の現病歴（心房細動が何年くらい続き、どんな症状か？　どんな薬を服用しているか？　どのような治療経験があるか？）

②既往歴（糖尿病・高血圧・睡眠時無呼吸症候群・その他の疾患や手術歴などの有無）

を書いてもらったうえで、質問を受け付けています。

「心房細動の薬を飲むと、これこれの状態になってしまうので困っています。どうしたらいいでしょうか？」

「カテーテル治療をやっても全然治りません。手術ならば治ると期待できますか？」

「脳梗塞になって、いまリハビリ中です。手術をしたほうがよいですか？」


そんな問い合わせが多いですね。

私のウェブサイトを隅から隅まで読んでコンタクトしてくる人は、これまで何人もの医師に診てもらったことがあり、いまかなり困っている人がほとんどです。

こうした質問に答えるやりとりのあとで、当院を受診する患者さんが多いですね。

この本を読み進めていただければ、かなりのことがわかるはずですが、それでも質問のある方は、遠慮なく問い合わせてください。

第3章

「心房細動」とは、どんな病気か

——誰でもかかるありふれた不整脈だが、脳梗塞が怖い

小渕首相も長嶋監督も「心房細動」だった

おまたせしました。この第3章からは、私が専門としている「心房細動」という病気について、詳しくお話ししていきます。

私は2020年5月からニューハート・ワタナベ国際病院（渡邊剛院長）の「ウルフ・オオツカ低侵襲《ていしんしゅう》心房細動手術センター」でセンター長を務め、心房細動の患者さんに多くの手術をおこない、心房細動と日々格闘しています。

ありがたいことに私の手術は、患者さんにやさしく、安全性と成功率が高く、予後《よご》（その後の見通し）もよい画期的な手術法として、高く評価されています。手術については第4章でお話ししましょう。

「心房細動」は不整脈の一種で、読んで字のごとく、心臓に四つある部屋のうち二つ、左右の心房（109ページ**図6**）が細かく震えるように動いてしまう病気です。

心房細動の患者さんは年々増えており、しばしば〝超〟の字がつくほど高齢化が進行した日本で、いま大きな注目を集めています。30年前は今ほど問題とされなかった病気で、この点はがんと同様、高齢化が進むにつれてクローズアップされてきたわけです。

　患者さんの数は、今後ますます増えるものと思われます。


　読売巨人軍の終身名誉監督・長嶋茂雄さんは67歳のとき脳梗塞で倒れ、リハビリの甲斐あって公の場に姿を見せるまでに回復したことがありました。長嶋さんの脳梗塞の原因となったのが心房細動です。

　心房細動は、脈が速い（とくに異常に遅い）乱れ打ち状態となって、強い動悸が感じられます。長くそのままだと、心房に血栓ができやすくなります。血栓の99%が左心房から出っ張った左心耳というところにできます。この血の塊が血液の流れに乗って脳に移動し、血管を詰まらせてしまったのが、長嶋さんの脳梗塞でした。


　ほかによく知られているのは、小渕恵三・元内閣総理大臣や、サッカー日本代表を率いたイビチャ・オシム元監督のケースです。

　心臓に持病があった小渕さんは、2000年4月2日に脳梗塞で倒れて病院にかつぎこまれ

（5日に内閣総辞職で首相退任）、そのまま5月14日に62歳で亡くなりました。倒れる前日、記者が質問しても10秒ほど言葉が出なかったことがあり、一過性脳虚血発作が起こったのでは、と指摘する人もいます。小渕さんのお父さんも同じ脳梗塞で亡くなっています。

オシムさんも、心臓が悪いことを自覚していて、健康のため汗をかこうと、暑いときでもいつも長袖を着ていたそうです。代表監督就任の翌07年、66歳だったとき自宅で倒れ、脳梗塞で緊急入院。一時危篤状態に陥ったものの一命を取りとめ、2か月後にはサッカー観戦、7か月後には記者会見ができるまでに回復しました。

心房細動は心臓の病気ですが、脳梗塞を招き、死と直面するケースすらある怖い「脳の病気」ともいえるのです。

心臓は、電気信号によって、規則正しく動いている

心臓のリズムは、弱い電気信号（電気刺激）によって刻まれています。

心房細動という病気を知るには、電気信号がどのように流れているか理解していただくのが

早道です。１０９ページの**図6**を見ながらお読みください。

心臓には、規則正しく電気信号を出して〝ペースメーカー〟の役割を担っている場所があります。「洞結節《どうけっせつ》」（または洞房結節）と呼ばれ、右心房の上部に位置します。

ここから出た電気信号は、次のように心臓の各部分に送られていきます。

①まず右心房へ伝わり、右心房を収縮させます。

②次に左心房へ伝わり、左心房を収縮させます。

こうして、血液がそれぞれの心室に送り込まれます。

③さらに信号は、右心房と右心室を分ける弁の根元付近にある「房室結節《ぼうしつけっせつ》」と呼ばれる部分に伝わります。ここで信号の伝わり方がかなり遅くなります（その間に、左右の心房が完全に収縮し、心室に最大限の血液量を送ります）。

④続いて信号は、「ヒス束《そく》」（ヒスは発見した医師の名前）と呼ばれる心筋線維のたばを下方向に進みます。

⑤その先で右左のルートに分かれ、右心室と左心室へ広がるように伝わって、右心室と左心室を収縮させます。こうして、血液が心室から送り出されます。

ようするに心臓には、「ペースメーカー」とも「超小型発電所」ともたとえられるような場所があり、そこから規則正しく電気信号が出て、心臓の壁に張りめぐらされた「電線のようなネットワーク」を通じて、心臓に広がっていきます。

信号を感じると、筋肉の収縮によって心臓の部屋が収縮し、心房や心室にあった血液を部屋の外へと送り出します。信号が消えると、筋肉の弛緩によってもとに戻ります。

直後に次の信号が出て収縮しては戻り、また収縮しては戻り……ということを、心臓は何十年も繰り返して、身体中に血液を送り続けています。

前にお話ししたように（20ページ）、心房は心室の「前室」「控え室」のようなもので、心房にたまった血液が心室へと移動します。だから、万が一、心臓の四つの部屋が同時に収縮してしまったら、具合が悪いですね。

ところが電気信号は、瞬時に心臓全体に伝わるようなことはなく、適切なタイミングでそれぞれの場所に伝わるように、伝達スピードがコントロールされています。

心房と心室は上下で隣り合っていますから、間の壁を電気信号が伝わってもおかしくなさそ

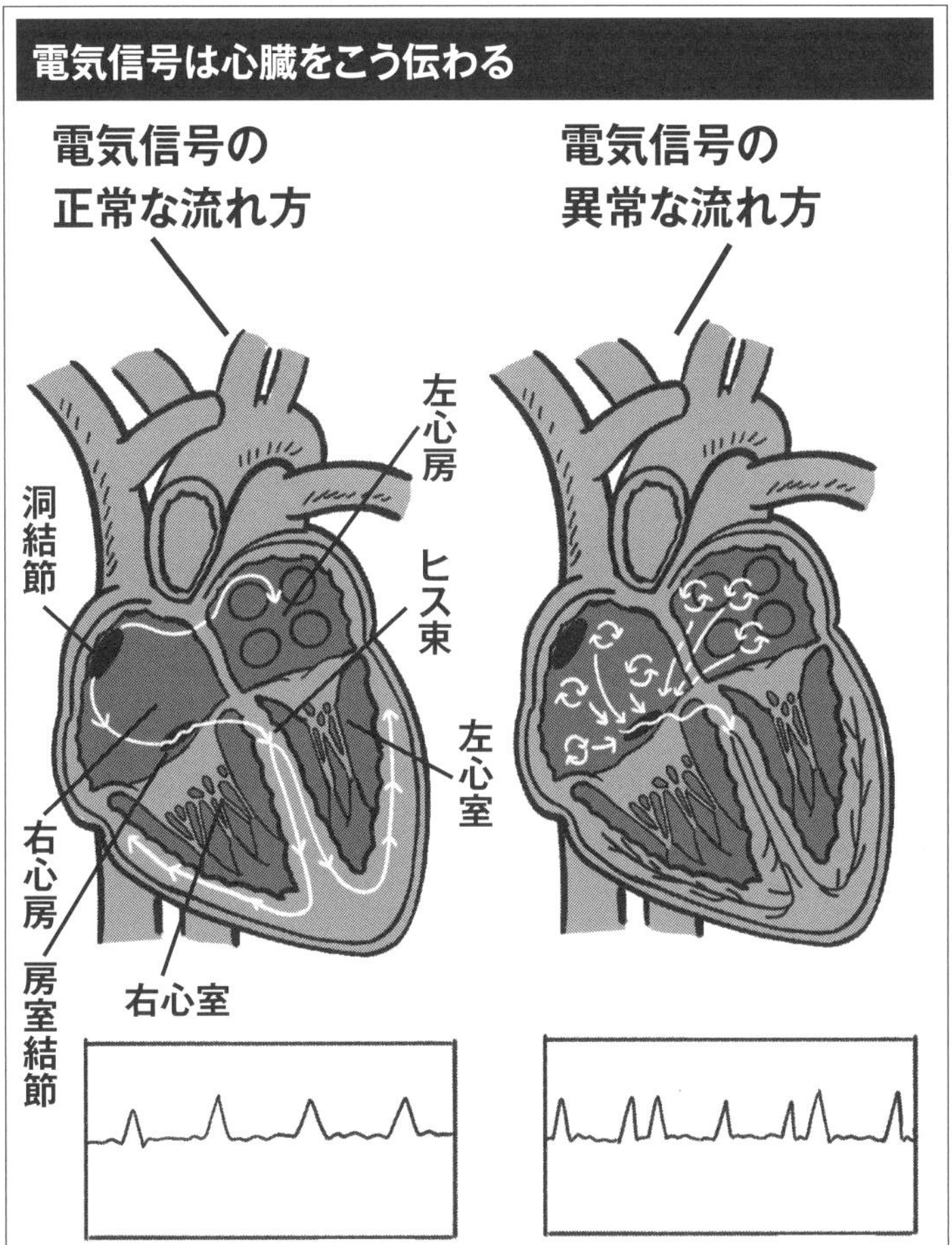
電気信号は心臓をこう伝わる
電気信号の
正常な流れ方
電気信号の
異常な流れ方
左心房
洞結節
ヒス束
左心室
右心房
房室結節
右心室

【図6】

うですが、これは壁をつくる組織によってちゃんと〝絶縁〟されているのです。

なんとも不思議な、すばらしい仕組みでしょう。

異常な電気信号によって、心房が細かく震えてしまう

健康な人の心臓では、ペースメーカーの役目をする部分から、規則正しく電気信号が出て、順序よく心臓全体に伝わっていき、心臓の収縮が1分間に70回くらい起こります。

つまり、心拍数（脈拍数）が1分間に70前後。人によって幅が大きいので、60から100以下ならば、だいたい正常な心拍数といえます。


ところが、心房細動では、心房や、心房に近い肺静脈の付け根あたりが異常に興奮し、異常な電気信号が出ます。この異常信号は心房のいろんな場所をグルグルめぐります。

すると、洞結節の規則正しい働きが抑えられ、心房が1分間350〜600回以上というように激しく小刻みに、不規則にけいれんしてしまいます。


ただし、心房がそのように細かく震え動いても、心臓の拍動が1分間に300〜400回に

なるわけではありません。これは、電気信号が伝わるルート上にある房室結節が、信号を間引いて先に伝えるからです。

間引いた結果、心房細動の患者さんの心拍数は1分間100前後といった「頻脈」になります。心房の細動が数百回となれば、間引いても間引ききれないため、1分間150〜200といった心拍数になることもあります。

ただ心拍数が多くなるだけではなく、中継ポイントである房室結節より先に行く電気信号が不規則になり、心室の動きも不規則になります。ようするに、脈拍が多いうえにバラバラになるのです。

細動があまり速いと、房室結節の間引きがうまくいかず、結果的に心室に送られる信号が遅くなってしまう場合があります。「徐脈性心房細動」といって、脈拍数が極端に落ちてしまい、治療に脈拍数を補うペースメーカーが必要かもしれません。

“症状が出たとき”の心電図を見れば、心房細動とわかる

心房細動という診断を確定させるには「心電図」が必要です。専門医が心電図を見れば、心

房細動とそれに似た別の病気を間違えることは、１００％ありません。

心房細動は、脈が遅くても速くても脈（心拍）の間隔がバラバラになります。ふつうは心電図をパッと見てわかります。脈があまりに速く間隔が微妙なときは、心電図にスケールを当てて間隔が等しくないことを確認します。よほどぐちゃぐちゃで不完全な心電図でないかぎり、読み間違えることはないのです。

問題は、脈が乱れても、落ち着いてから病院で心電図をとる人が多いこと。すると心電図はきれいなもので異常が見られないため、心房細動という判断がつかないわけです。

「ちょっとつらいけど、心臓がドキドキしはじめたら、すぐ近所のかかりつけの先生を訪ねて、心電図をとってもらうといいですよ」と、私はよくいっています。最近は心電図を記録してくれるスマートウォッチが出てきましたね。とても便利な診断機器だと思います。

収まった状態の心電図を何度かとった挙げ句、レントゲンを撮ったら心臓が大きいとわかったなど、心房細動を疑う状況証拠がいくつか得られても、確証までは得られません。患者さんの証言だけでは、手の打ちようがなく、医師にできるのは脈を落ち着かせる薬を出すことくらいかもしれません。

そんな状態が半年や1年続いたあと、ようやく心房細動と診断がついたなんてことが、しょっちゅうあります。この人の心房細動はいつごろから始まったのか判断がつかないという問題に、私はしばしば直面しています。

図7の心電図検査には次のようなものがあります。家庭用の便利な装置も登場しています。

12誘導心電図……病院で、ベッドに寝て心電図をとる、もっとも一般的なもの。

ホルター心電図……電極を胸の皮膚につけ、首に提げた小さな機械とコードで結ぶもの。病院で装着し24～48時間後に病院ではずすので、この間入浴できない。

携帯心電計……小さな装置を持ち歩き、自覚症状が出たとき胸に直接あてて心電図をとる。家庭用。

イベントモニター……ホルター心電図に似ているが、自覚症状が出たときボタンを押すと1分前からの心電図を記録。入浴時に電極シールを交換する。

スマートウォッチ

……日本でもアップルウォッチ心電図が医療データとして承認された。アイフォンで心電図アプリをダウンロードして使用可能。心房細動波形が出ると「心房細動」と表示される。このデータで心房細動の診断を確定でき、ウルフ‐オオツカ法などの治療計画を立てられる。

埋め込み式持続心電計

……マッチ棒ぐらいの小型の装置を簡単な手術で胸部の皮膚の下に移植。3年間ほど機能する。まれに起こる心房細動の診断や治療後の経過観察に役立つ。日本では現在、心房細動の診断を目的とした保険適応に至っていないが、将来心房細動の治療戦略も変えるであろうといわれる画期的な装置。

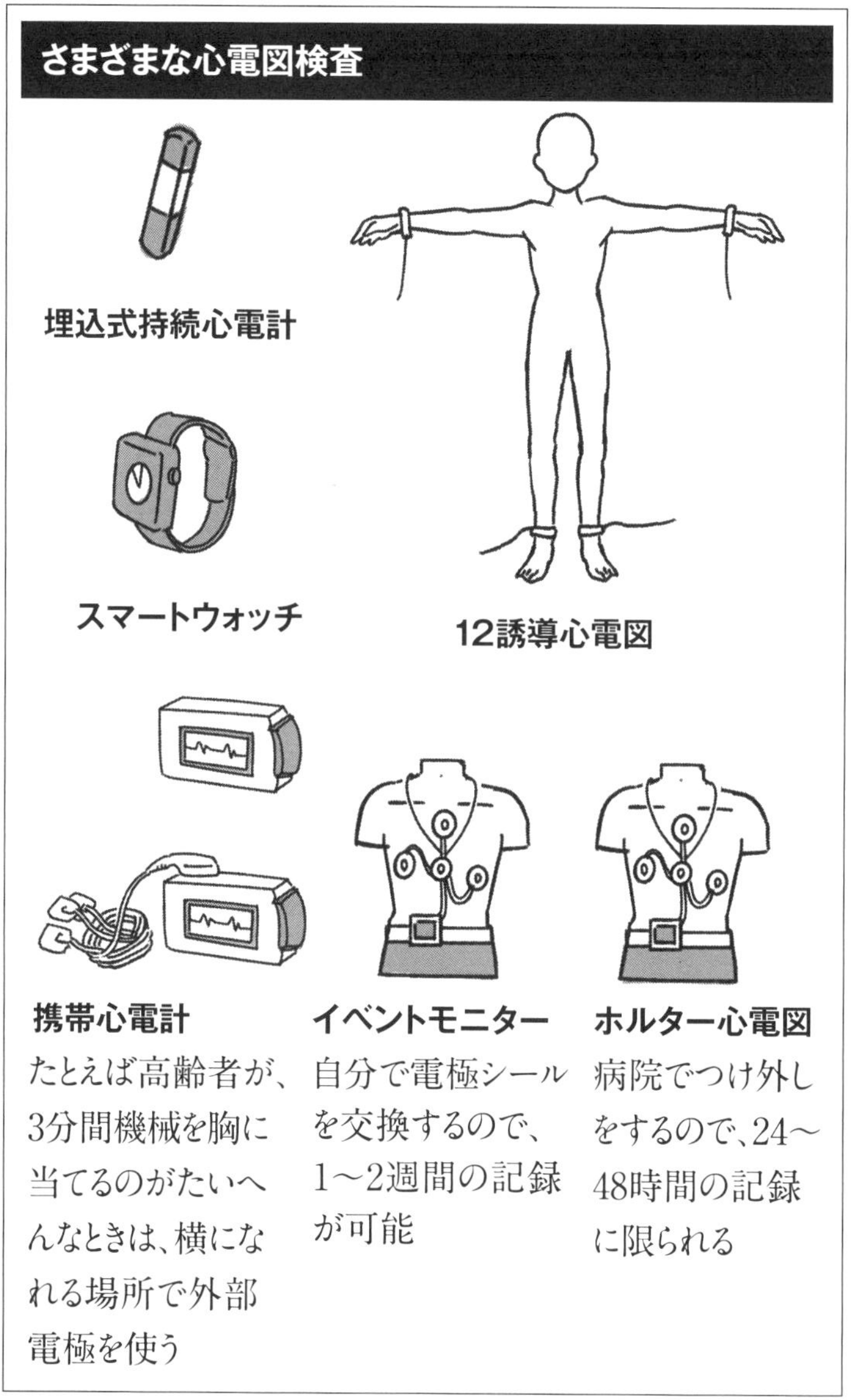
さまざまな心電図検査
埋込式持続心電計
スマートウォッチ
12誘導心電図
携帯心電計
たとえば高齢者が、3分間機械を胸に当てるのがたいへんなときは、横になれる場所で外部電極を使う
イベントモニター
自分で電極シールを交換するので、1～2週間の記録が可能
ホルター心電図
病院でつけ外しをするので、24～48時間の記録に限られる

【図7】

半数近い人は自覚症状なし。心拍数150でも頻脈に気づかないことも！

頻脈が出て、1分間70回の心拍数が150回になれば、2倍くらい速くなります。
たいていの人は気づくのでは、と思うかもしれませんが、そうでもないので困ります。

心拍数が100～120くらいでは、頻脈と気づかない人が、かなりいます。ある人が「胸がドキドキするから、病院に行こうかな」と思う心拍数でも、別の人にとっては何の自覚もなく、身体の調子がおかしいと感じないことが、珍しくありません。

「あなた、いま心拍数150ですよ」
「えっ？　先生、それってかなり速いですよね。本当ですか？」
患者さんと、こんなやりとりをすることが、けっこうあります。

こういう人たちは、心房細動をわずらっていてもわかりません。心房細動では半数近い人に自覚症状が出ない、といわれています。ところが、一部の患者さんでは、陰では心臓がしょっちゅう全力疾走のような状態を強いられますから、やがて心不全の状態を招きます。

心房細動とわからないままに心臓の状態がどんどん悪化し、知らないうちに脳梗塞の予備軍になっています。そしてある日突然、脳梗塞を発症してそのまま帰らぬ人となったり、たいへんな後遺症を残してしまう人もいます。


心臓に原因のある脳梗塞を「心原性脳梗塞」といいますが、心原性脳梗塞になったあとで私のところに来る患者さんが大勢います。

「たまに心臓がドキドキするくらいだから、ほったらかしにしていた」「脳梗塞になって初めて、自分の病気が心房細動だとわかった」という人が、山のようにいます。

「脳梗塞になるまでは、心房細動という病名を聞いたこともなかった」という人も、少なからずいます。


「脳梗塞の直前、何か自覚はありましたか?」と聞くと、「いや、わかりません」と答える人が多いですが、「脳梗塞の2年ほど前から、なんとなく胸のもやもや感みたいなものがありました。でも、ドキドキはなかった」というように話す人もいます。

心房細動もそれが招く脳梗塞もきわめて重大な病気なのに、身体が深刻なアラート（警戒警報）を発することが、あまりないわけです。

こう聞くたびに、私は歯がゆく思い、長年なんとかしたいと思ってきました。

これは、今回この本を書いた大きな理由の一つです。

患者数100〜200万人の心房細動。その原因は

心房細動は、不整脈のなかではありふれた病気で、もっとも患者数が多い病気です。

誰でもなるとはいいませんが、なんとはなしになってしまう人が多い病気といえます。

日本の心房細動の患者数は、おそらく100万人規模。自分で病気と気づいていない人も含めれば200万人以上と見る人もあります。世界の患者数は3000万人以上です。

では、心房細動は、どんなことが原因となって起こるのでしょうか。

【原因①　加齢】

最大の原因は加齢、つまり年をとることです。心臓で電気信号を伝えている心筋は、年とと

もに劣化していき、心房の異常興奮を起こしやすくなります。70代ではおよそ5%、80代ではおよそ10%の人が心房細動にかかる、とされています。80歳以上では20%くらいが心房細動を持っているのでは、という見方もあります。

【原因② 遺伝的な背景】

心房細動遺伝子なるものも見つかり、「家族性心房細動」という概念も生まれてきました。あとで触れるように私の経験からも、確かにそうだと思われます。

【原因③ 心疾患】

虚血性心疾患または冠動脈疾患（狭心症・心筋梗塞）・心臓弁膜症・心筋症などの心疾患が原因になります。心筋症から心房細動になる場合は、若い人が少なくありません。

心臓手術をおこなうと、症例の20～30%で術後合併症として発作性心房細動が起こることがあります。

【原因④ そのほかさまざま病気や生活習慣】

高血圧・糖尿病・肥満といった生活習慣病が原因となります。腎不全で腎臓透析を受けている人にも心房細動が多いことが知られています。

ストレス・喫煙・過労・暴飲暴食・睡眠不足などは、やがて心房細動につながりかねない、と考えてください。

呼吸器疾患・甲状腺疾患・睡眠時無呼吸症候群などの患者さんにも多く見られます。

こんな人が、心房細動になりやすい

①〜④の原因を持っている人は、心房細動になりやすい人ですが、私の経験からも説明を加えておきましょう。

心房細動になりやすい人のタイプとして、一般的にいわれているのは、神経の細やかな人が多いということです。ストレスを抱えやすい人と言い換えることもできます。患者さんには、何があってもくよくよせず、楽観的に大きく構えている人は少ないかな、という印象を私も持っています。

人の身体は機械とは違って複雑で微妙ですから、原因がわからないのに調子が悪くなることがよくあります。雨の日もあれば曇りがちの日もあって、当たり前なのです。

私が手術して成功しても、しょっちゅう私の外来に来られて、「先生、一瞬ですけど、脈がプクップクッと、ちょっと変だったんです」と訴えられる患者さんがいます。たまに混じる無害な期外収縮という現象です。

そんな患者さんに、私はこういいます。

「そんなことは僕でもたまにあること。いちいち心配しなくても大丈夫ですよ。いま86歳でしたね。あと何年生きられるでしょう？　常識的にいって20年や30年はさすがに難しそうですね。残された人生もっと短いはずですよ。だから、朝から晩まで脈を気にして毎日悩んでいたら、1日1日がもったいない。少しくらい脈がプクッとしても気にしないで、おおらかに、前向きに楽しく生きていく方が得ですよ」

ストレスが発作性心房細動の誘因になることは医学的に証明されています。実際私の患者さんにもストレスがたまるイベントが起きるときに発作が頻発した方が多くいらっしゃいました。もちろん、ストレスのない人間なんていませんね。でも、なるべくためないような努力はできるかと思います。

おもしろいセラピーがあります。私の友人でもある米カンザス大学循環器内科のラキレディ教授は心房細動のカテーテル治療を専門とするインド系医師ですが、ヨガを定期的におこなうと心房細動発作の抑制に効くということを証明してその活用を薦めています。さすがインド系！　です。ヨガの呼吸法などに自律神経のコントロール効果があるのかもしれませんね。発作性心房細動の患者さんは一度ためしてみてはどうでしょうか？

心房細動は遺伝的な背景も見逃せない

遺伝的な背景については、私が経験した事例を二つ紹介しておきます。

第1のケースは、お父さんが心房細動で、すでに亡くなっていました。その息子は3人兄弟で、長男が脳梗塞を発症後、まず私のところに見えました。心房細動でしたから手術したら、次男と三男が相次いで受診。二人とも心房細動で手術しました。

つまり、お父さんと息子3人がみんな心房細動で、私が診察できた3人は私の手術を受けたのです。これは偶然ではなく、遺伝が関係していると考えるのが自然でしょう。

第2のケースは、顔がそっくりの60歳代半ばの一卵性双生児の兄弟でした。一人が心房細動から脳梗塞を発症して、私の手術を受けました。彼が退院してすぐ、もう一人が来て「私も手術してください」といったので驚きました。顔で見分けがつかないので、「あれ、この人、手術したんじゃなかったっけ？」と思ったのを覚えています。心房細動が発症した時期もほぼ一致していました。こちらは手術をした結果、脳梗塞にならずにすみました。

心房細動の患者さんを診ていると、「自分以外にも心房細動といわれた家族がいる」とか「親は脳梗塞で亡くなりました」という話をしばしば聞きます。

親御さんが脳梗塞で亡くなったのは、ずいぶん昔の話で、心原性かどうか判断がつきませんが、疑わしいとはいえそうです。

人工透析の患者さんがかかえる悩ましい問題

糖尿病は、膵臓《すいぞう》が出すインスリンの不足や、インスリンの効き目を弱める物質が身体にたまることで、血液中の血糖値が慢性的に高くなる病気です。糖尿病の患者さんは心房細動になりやすいです。

糖尿病はそれ自体が生活習慣病の一つで、高血圧や肥満などほかの生活習慣病と密接に関係していますから、心房細動につながる原因が複合していることが多いといえます。

腎不全《じんふぜん》で人工透析（本来は腎臓が担う血液のろ過を、人工腎臓などによって代替する治療）を受けている患者さんも、心臓の壁が劣化していくことで、かなり早いうちに心房細動が出てくる人が少なくありません。

人工透析は、血液を身体から抜いたり入れたりして、血液中の老廃物や余分な水分を取りのぞく作業を1回4～5時間、週に3回というようにやります。これが心臓に大きな負担となって、心房の壁にカルシウムが沈着《ちんちゃく》して硬くなっていって、心房細動につながります。

人工透析の患者さんは、動脈硬化が進み脳出血のリスクも高く、太い針を抜き差しするなど出血のリスクが大きいので、心房細動では難しい問題をかかえることになります。

脳梗塞を予防するため、ワルファリンという抗凝固《こうぎょうこ》薬で「抗凝固療法」という治療をしたいのですが、出血トラブルが頻発する恐れから、薬を使うのが大変厄介です。

つまり、薬が患者さんにとって〝諸刃の剣〟になってしまうのです。

それでも心房細動になった以上、背に腹はかえられないというので、学会のガイドライン上「禁忌《きんき》」とされるワルファリンを騙し騙し使う人も大勢います。それで出血事故も起こっています。

心房の硬化がどんどん進み、抗凝固療法の困難な人工透析の患者さんに対する心房細動の治療は、心房細動の治療のなかでも、もっとも難しいものの一つといえるでしょう。

この問題は、私がおこなっている「ウルフ‐オオツカ低侵襲心房細動手術」で心臓の左心耳という部分をきれいに切除し、抗凝固薬から離脱することによってほとんどの患者さんで解決できます（第４章で詳しくお話しします）。心臓の機能が落ちている患者さんも多いですが、同時におこなう外科的アブレーションで不整脈を根治させると心臓の機能も回復して透析も楽になります。

ですから、私のところに見える人工透析の患者さんも多く、だんだん増えています。

手術が成功すると患者さんにとても喜ばれます。いろいろなリスクを抱え手術がいちばん難しい患者さんたちですがいちばん利益を得られる方たちでもあります。人工透析をする医師や病院側も管理がやりやすくなって、メリットが大きいのです。

さまざまな病気の引き金となる「睡眠時無呼吸症候群」

最近話題にされることが多い「睡眠時無呼吸症候群」にも触れておきましょう。

この病気は、寝ているとき息が10秒以上、場合によっては1~2分、息が止まってしまいます。

一般的には、10秒以上の気流停止（気道の空気の流れが止まる）を「無呼吸」とし、これが睡眠中1時間に5回（7時間で30回）以上起これば「睡眠時無呼吸症候群」と診断します。呼吸による換気が10秒間で50％以下しかできない「低呼吸」も、診断の材料になります。

息がちょっと止まる間、胸に二酸化炭素がたまり、血圧が急上昇します。そのまま息をしなければ死んでしまいますから、ある瞬間に息が戻りますが、このときものすごい勢いで吸います。すると胸腔内の圧力が急変し、臓器の位置バランスが崩れてひねれてしまい、あちこちに強烈なストレスがかかります。

たとえば、急性の大動脈解離が起こって命に関わる事態になったり、「凝固亢進《ぎょうここうしん》状態（血栓形成傾向）」や「過凝固《かぎょうこ》」といって、血液が固まりやすくなったりします。血栓ができて血管を詰めてしまう脳梗塞・心筋梗塞そのほかの閉塞症につながる恐れがあります。

睡眠のクオリティが落ちる、翌日の昼間に眠気が襲うからドライバーは要注意などといいますが、無呼吸症候群という病気が本当に恐ろしいのは、睡眠不足だけではなく、心房細動をはじめとする重大な心臓血管系の病気を引き起こしてしまうことなのです。

心房細動が見つかる患者さんの過半数は無呼吸症候群

私は、初診で外来に来た人に「いびきは、かきますか？」と必ずたずねます。なんでそんなことを聞くのか、と怪訝《けげん》な顔をする人が多いですが、じつは大いに関係があります。
「睡眠時無呼吸症候群の治療は、心房細動の予防になるし心房細動の保存的あるいは手術的治療の成功率も上げる」と、私は口癖のようにいっています。

心房細動の診断がついた人には全員、スクリーニング検査（ふるい分け検査）をしますが、過半数の人から睡眠時無呼吸症候群が見つかるのです。程度はそれぞれで、治療が必要な人も当面は経過観察となる人もいます。

ウルフ‐オオツカ法の手術は、方針を決めてから実際に手術するまで現在3か月というような期間があるので、無呼吸症候群が見つかった人は、この期間を有効利用して治す方向に持っていきます。すぐ治すことは難しくても、改善に向かえば手術の効果が上がるからです。

睡眠時無呼吸症候群の原因の一つは、肥満によって気道が狭くなることですから、いびきをかく人は要注意。ところが、物理的な理由だけでなく、息をしなさいという指令の伝達に問題が生じる人もいます。痩せた人はこの病気にならない、とはいえません。

いずれにせよ、自分で気づかないケースが非常に多いので、パートナーにいびきについて聞いてみる、睡眠不足が続くときは医師に相談する、などしてください。

仕事や英語の勉強に使うＩＣレコーダを持っている人は、音が出たときだけ録音スタートする機能があるでしょうから、セットしてみるとよいかもしれません。

「スポーツ心臓」のアスリートが引退後、心房細動になることも

若いころ大活躍したアスリート――たとえばプロボクサーやマラソン選手だった人は非常に

心拍数が低く、「スポーツ心臓」といわれています。1分間30や40という数値が珍しくなく、それでも別に病気ではありません。

彼らが引退して40歳、50歳となって中年世代に入っていくと、心臓がバランスを失ってしまい、心房細動を発症することがあります。

彼らの心臓は、かつては過激な運動にフィットするように筋肉が肥大し、心拍数が極限まで落ちていました。ところが、現役を引退して年齢を重ね環境が大きく変わると、過酷な運動に最適化された心臓が、いってみれば、どうしてよいかわからない未知の状況に直面してしまうわけです。その結果として、心房細動になりやすくなるといえます。

実際、私の患者さんには、オリンピックや世界陸上で活躍した元・日本代表選手が何人かいます。大相撲の力士で私のところに来た人もいます。

アスリートのみんながみんなそうなるとはいえませんが、なってしまう人がいて、一度心房細動になると、なかなか難しいことがあります。心臓や身体が頑丈にできていて体力もあるはずだから、治療も容易だろうと思うと、これが違うのです。

というのは、彼らの心房細動を治そうとすると、心拍数が以前の異常な徐脈に落ち着いてしまう方がいます。これは現役バリバリの時代は適応反応として正常だとしても、50～60歳でふつうの生活や行動をする環境には適合せず、正常とはいえないという問題があります。心房細動が再発しやすいともいえます。

少数の、やや特殊なグループの話ですが、そんな難しさもあって、心房細動という病気はなかなか一筋縄ではいきません。

心房細動の〝木〟だけでなく、ほかの病気や生活習慣という〝森〟を見る

心房細動になりやすい人や病気・生活習慣を紹介しましたが、さまざまな原因があることに驚かれた人が、少なからずいらっしゃるのではないでしょうか。

心房細動という病気は、もちろん心臓の調子が悪くなった結果としても起こりますが、何らかの病気や生活習慣の結果である場合のほうが、じつは多いのです。

心房細動という病気は、それだけが単体でぽつんと発生するというより、さまざまな病気やストレスなどが複合的な原因となって引き起こされ、悪化すると考えられます。

このことを深く考えない人が、患者さんにも、もっといえば内科などの先生にも少なくないようだ、と私は思っています。

「木を見て森を見ず、ではいけない。心房細動という〝木〟を見ることも大事だけど、からだ全体を見わたし、かかえている病気や生活習慣という〝森〟を見ることが、きわめて重要です」

そう私は、口を酸っぱくしていっています。「睡眠時無呼吸症候群に要注意」とも、いつもいっていますが、医療の現場ではまだまだ徹底されていないようです。

私のところへ「心房細動歴×年の患者さんですが、ウルフ‐オオツカ手術をお願いします」というように、さらっとした情報で患者さんを送ってくださる先生がいます。

もちろんちゃんと検査をして「中程度の睡眠時無呼吸症候群あり」などと詳細に伝えてくださる先生も大勢います。でも、そのことは調べておらず、患者さんに注意喚起もしていないようだ、と思われる先生もいるわけです。

心房細動とわかったら、「では、アブレーションをやりましょう」（アブレーションは心臓で心房細動の原因となっている場所を焼き切ること）という前に、隠れた原因や背景をもっとチェックして、可能な限り取り除く必要があります。
喫煙は心房細動と大いに因果関係がありそうですが、じつは「喫煙のこれこれの問題がこのようなメカニズムによって心房細動を引き起こす」という決定的な論文は出ていません。睡眠時無呼吸も心房細動の原因の一つですが、引き起こすメカニズムにはよくわからない部分も残っています。

しかし、それらが心房細動の誘因や原因となっているはずだと〝仮定〟して、取り除く治療をすると、心房細動に対する直接の治療（薬や手術）と合わせた全体の治療効果が、少なからず上昇することが証明されています。喫煙歴の影響や無呼吸症候群を完全に取り除けなかったとしても、効果が上がるのです。

だから、木だけでなく森を見て、森にも手をつけなければいけません。

ある病気に特化した専門医が専門外の問題を見落としてしまうことは、私にだってあるかもしれず、人のことを偉そうにはいえません。でも、医師たるもの、少なくともこれくらいは常識という目を光らせて、木の周囲の森を見わたすべきだ、と私は思っています。

上流の問題を解決する「アップストリーム治療」が大切

同じことは患者さんにもいえます。心臓や心房細動という〝木〟が気になりますが、周囲の〝森〟を広く見て、問題を発見し解決していくことを、忘れないでください。

川の流れにたとえれば、加齢、高血圧・糖尿病など生活習慣病、心臓弁膜症や心不全、タバコ・飲酒・不規則で睡眠不足がちといった生活習慣、環境ストレスなどが〝上流〟にあり、それらが流れていく先の〝下流〟で心房細動が生じます。肥満や過度の飲酒が心房細動を誘発し悪化させることは確実に証明されています。

ですから、下流（ダウンストリーム）で心房細動を治療するだけでなく、上流（アップストリーム）にある問題を、できるだけ取り除かなければいけません。

これを「アップストリーム治療」と呼んでいます。

加齢はしょうがないですが、生活習慣は心がけで、生活習慣病は食事や運動で、改善できます。上流のほうは通院せずに実行でき、コストもかからないことが多く、そのわりに効果が大きいのです。とはいうものの長年の肥満の方が減量するのは自己努力だけでは報われないことも確かに多いと思います。そのような場合には、肥満外来や栄養士などの専門家の栄養指導を積極的に利用しましょう。

費用対効果が大きい上流の問題解決は、〝戦略的〟にも理にかなっています。上流の問題をほうったまま、下流で心房細動の手術だけをしても、あまり意味がありません。

心房細動になったとき、もっとも深刻な問題は「脳梗塞」

心房細動では、動悸や頻脈の症状がひどい人もあれば、まったく症状が出ないか、ごく軽い症状しか出ない人もあります。

症状そのものは、ふつうはただちに命に関わるようなものではありません。しかし心房細動でもっとも恐ろしいのは、やがて重篤な脳梗塞につながりかねないという問題です（**図8**）。

心房細動が続くと、心房内の血液がよどみ、血栓ができてしまうことがあります。

最新の研究データから心房細動による血栓の99％が「左心耳」と呼ばれる部位にできること

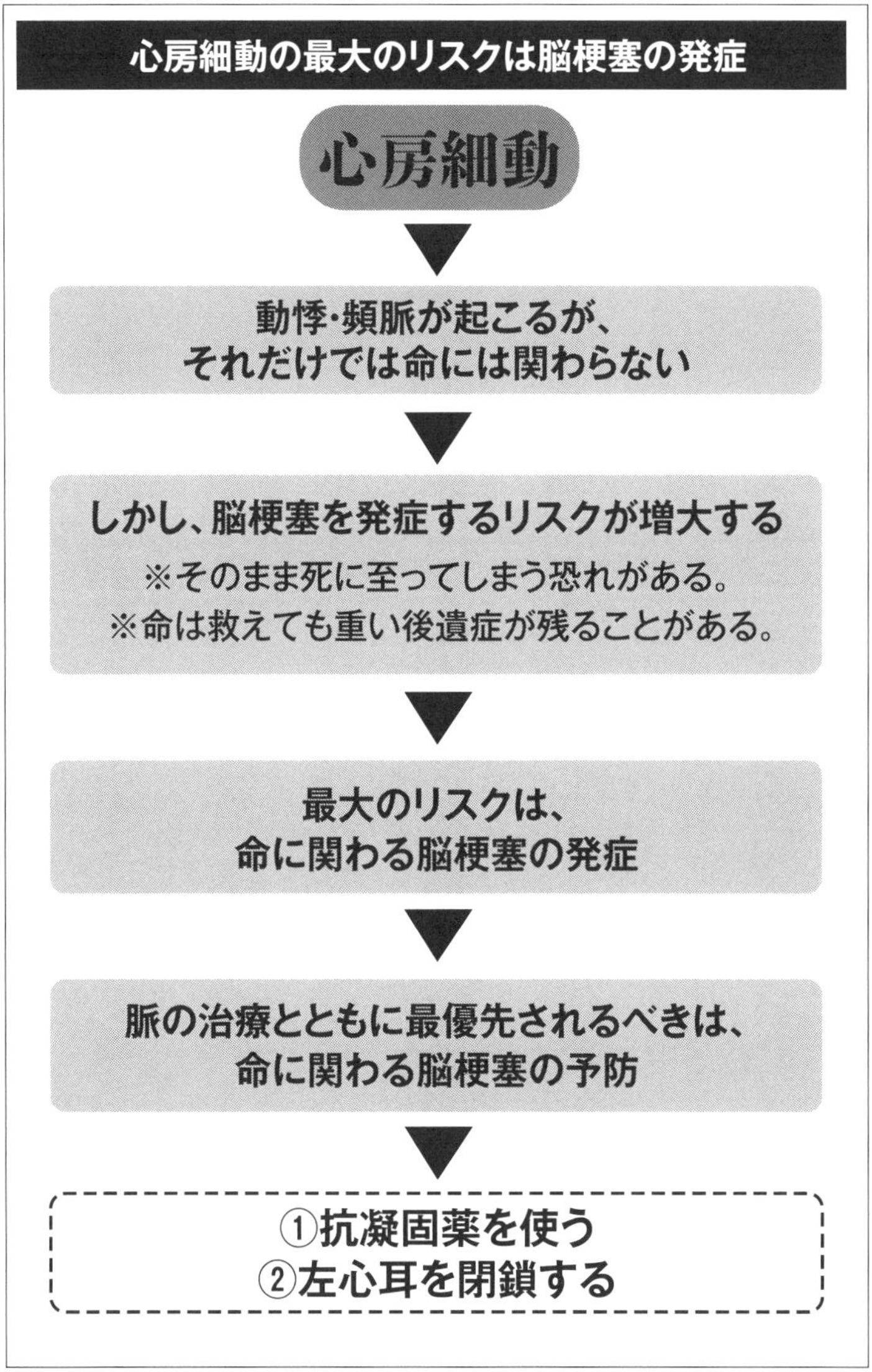
心房細動の最大のリスクは脳梗塞の発症
心房細動
動悸・頻脈が起こるが、
それだけでは命には関わらない
しかし、脳梗塞を発症するリスクが増大する
※そのまま死に至ってしまう恐れがある。
※命は救えても重い後遺症が残ることがある。
最大のリスクは、
命に関わる脳梗塞の発症
脈の治療とともに最優先されるべきは、
命に関わる脳梗塞の予防
①抗凝固薬を使う
②左心耳を閉鎖する

【図8】

がわかってきました。血流が異常に停滞しやすいからです（だから私の手術では、患者さんの負担を最小限にとどめて、これを切除します）。血栓はだんだん大きくなって、あるときはがれ、そのほとんどが心臓から最も近い脳の血管に流れて血管を詰めてしまいます。

その結果、死に至ることがあり、命は救えても脳の機能が損なわれ、手足に重い麻痺や言語障害などの後遺症が残ることが多いのです。これが、「心原性脳梗塞」の恐ろしさです。

脳梗塞の30％くらいは、心臓に原因がある心原性と見られます。

心房細動がある人は、ない人と比べて5倍ほど脳梗塞が起こりやすいとされています。

心原性脳梗塞は、その8割、あるいはもっと高い割合で心房細動が原因になっており、ほとんどが心房細動によって起こると思ってよいでしょう。

心房細動を原因とする脳梗塞は、女性のほうが男性よりも1・5倍ほど発症しやすいというデータも報告されています。ただし、これは欧米のデータで、日本人ではそれほど性差がないといわれています。

最近では、心房細動の患者さんは、うつ病や認知症になりやすい、ということもわかってきました。これは、心房細動でつくられるごく小さな血栓が脳に移動して起こる脳障害と考えられています。

忘れてはいけない非常に重要な問題は、心房細動をわずらっている人が、無症状だろうと、かすかな頻脈しか感じなかろうと、ひどい頻脈で苦しもうと、脳梗塞を発症するリスクは変わらないということです。

「心房細動と診断されたけど、たいした頻脈ではないから、脳梗塞になる心配もないだろう」と思ってはいけません。

それは間違いです。脳梗塞になる確率は重い頻脈の人と同じなのです。

結論は、こうです。しっかりと覚えておいてください。

心房細動になった患者さんが直面する最大のリスクは、脳梗塞の発症です。したがって、心房細動の治療とともに最優先すべきは、脳梗塞の予防です。

心房細動は心臓の病気に決まっていますが、私は自分のウェブサイトで、あえて「〝心房細動は脳の病気〟といってもよい」と書き、重症化すれば脳溢血に至り人生を台無しにしてしまう恐れがある、と警鐘を鳴らしています。

心房細動が脳梗塞になりやすいかどうかを、点数で判定

心房細動になった人が、脳梗塞を発症してしまう場合にも、なりやすさ・なりにくさがあります。たとえば、高齢者ほどなりやすい、一度なった人は二度なりやすい、高血圧や糖尿病のある人はなりやすい、などです。

こうしたいくつかのリスクをチェックし、点数をつけて合計し、脳梗塞のなりやすさを表すことがあります。**図9**の「CHA_2DS_2-VAScスコア」と呼ばれるものです。

たとえば、心房細動と診断された人が、高血圧をわずらっている77歳の女性で一度軽い脳梗塞を起こしたことがあれば、その人のスコアは「1＋2＋1＋2＝6点」です。

心房細動といわれても、ほかに何の病気も症状もない64歳以下の男性は0点で「低リスク」。1点の人は「中リスク」。2点以上（2～9点）の人は「高リスク」です。

2点以上の人は、何らかの予防を講じなければなりません。最近では、1点でも予防を始めるケースが少なくありません。

図10から、2点以上の高リスクの人は1年後に8・82％、つまりほぼ11人に1人が脳梗塞な

CHA_2DS_2-VAScスコア

うっ血心不全（Congestive heart failure）1
高血圧（Hypertension）1
75歳以上（Age≧75 years old）2
糖尿病（Diabetes mellitus）1
脳梗塞／TIAの既往（Storoke/TIA）2
心筋梗塞・末梢動脈疾患（Vascular disease）1
65〜74歳（Age 65〜74 years old）1
女性（Sex category）1

該当項目点数の合計　0〜9点

【図9】

CHA_2DS_2-VAScスコアを使った1年後の発症率

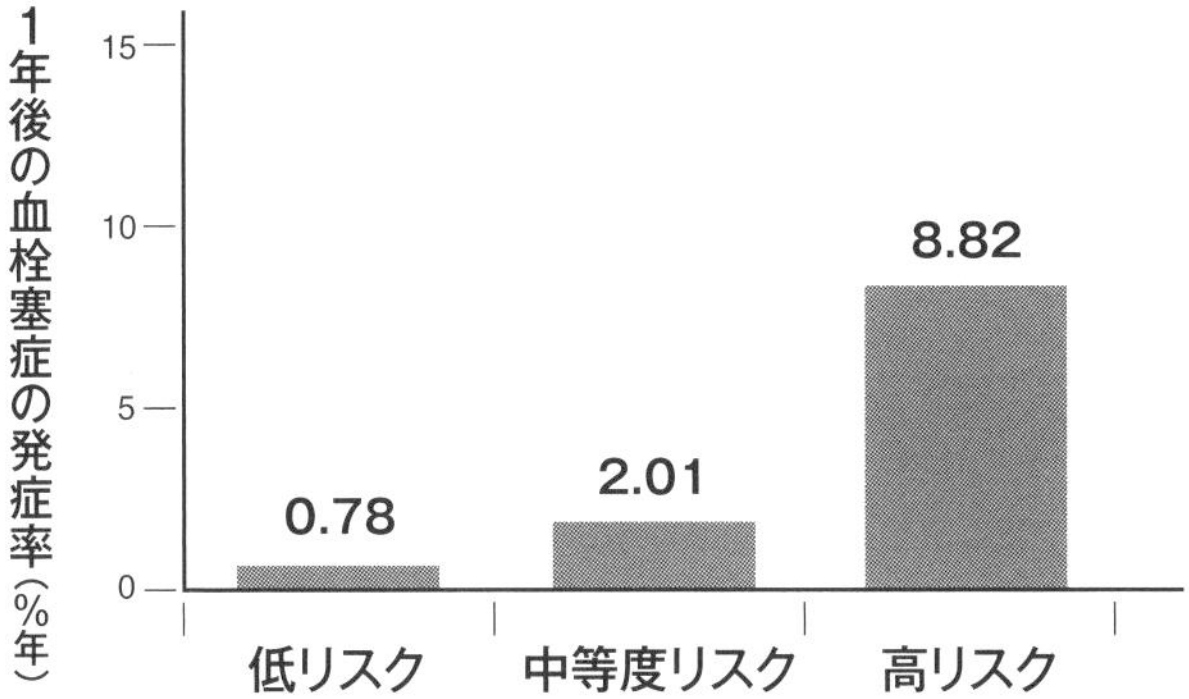

（注）発症率は、1年後に血栓塞症（脳梗塞・肺梗塞・末梢動脈塞栓症のいずれか）を発症した人の割合（%）を示す。

【図10】

どの血栓塞症《けっせんそくしょう》になったことがわかります。1点で中リスクの人は50人に1人くらいが発症。0点で低リスクの人は100人に1人以下です。

なお、女性が男性より脳梗塞を発症しやすいという見方は、日本では当てはまりにくいと考えられており、臨床の場では、あえて女性に1点を付けないようにしています。

「心房細動の治療」と「脳梗塞の予防」の具体的な方法

心房細動そのものの〝治療〟と、脳梗塞になりにくくする〝予防〟には、それぞれ薬を使う薬剤療法と薬以外による非薬剤療法があって、次のように整理できます。

【1　薬を使う心房細動の治療】

心房細動を止めて正常な脈に戻す「リズムコントロール」（拍動リズムを制御）には、抗不整脈薬を使います。

心房細動を直接止めるのではなくて、房室結節の働きをよくすることで正常な脈に戻す「レートコントロール」（拍動回数を制御）には、ベータ遮断薬・ジキタリス・ベータ遮断薬・カルシウム拮抗薬などを使います。房室結節の働きが回復して、心室へ送られる信号が正常に近づけば、心拍数を低くおさえることができます。

薬による治療はあくまで対症療法。最初は効いても、その後だんだん効かなくなることがよくあります。抗不整脈薬だけで、長年わずらって慢性化した心房細動を完治することは、ほとんど不可能です。薬がなかなか効かない発作性心房細動や徐脈と頻脈が混在する心房細動もよく見られます。

【2　薬以外による心房細動の治療】

「電気ショック（電気的除細動）療法」は、頻脈発作が続くときなどに、電気ショックを与えて心房細動を止めます。一時的な対症療法で、根本的な治療にはなりません。

「ペースメーカー療法」は、失神の恐れがある心房細動――深刻な「徐脈性慢性心房細動」や突然数秒以上脈が途切れる「発作性心房細動」で、ペースメーカーを心臓に植え込みます。

「メイズ手術」（メイズは〝迷路〟の意味）は、右心房と左心房の心筋を、高周波焼灼《しょうしゃく》や冷凍凝固によって、迷路を描くようにいくつかに区画分けして電気的に隔離し、異常な電気信号がグルグル回ってしまうことをなくす手術です。根治が期待できますが、心臓を止めておこなう体への負担が大きい手術です。

【3　薬による脳梗塞の予防】

心臓の中で血栓をできにくくし、脳梗塞を予防するために、抗凝固剤という薬を使います。

心原性脳梗塞の発症に関する大規模な研究で、ワルファリン（ワーファリン）が非常に有用であると報告されたことがあり、以来これが、もっともポピュラーな心原性脳梗塞の予防薬として使われていましたが、最近は主に後述する別の抗凝固剤が使用されています。

【4　薬以外による脳梗塞の予防】

「カテーテルアブレーション」が脳梗塞予防を目的としておこなわれることはまずありません。カテーテルテクニックによって血栓が作られる左心耳を塞ぐ方法があります。第4章で触れます。

きます。

【５　ウルフ‐オオツカ低侵襲心房細動手術による治療と予防】

メイズ手術のもっとも重要な部分と左心耳切除を、内視鏡を使って、患者さんの身体への負担を最小限にとどめながらおこなう私の手術です。心房細動の治療と脳梗塞の予防が同時にできます。

右の【２】にも【４】にも入って重複してしまいますから、【５】として項目を独立させました。詳しい説明は第４章に譲ります。

抗凝固薬は血液を固まりにくくする。〝サラサラ〟にするわけではない

私の外来に初めていらっしゃる患者さんに聞いてみると、脳梗塞を予防する薬剤療法に使われる抗凝固薬について、その効能や問題点をちゃんと理解されている患者さんはあまりいないという印象を持っています。

では、心房細動で抗凝固薬を服用中の患者さんに質問です。抗凝固薬を初めて担当医師から処方されたとき「血液をサラサラにする薬だよ」と説明されませんでしたか？

サラサラという語はとても響きがよいですね。「春の小川は、さらさら行くよ」「さらさらと

問題を解いてあっと言わせた」などと使われるわけです。それと同じ効果で「血液サラサラ」には、すごくよいイメージがあって、血液がサラサラの人はとっても健康に違いない、という気がするはずです。「血液をサラサラにしてくれる○○は健康増進に役立ちます！」というフレーズもテレビの通販番組などでおなじみですね。

でも、ちょっと考えてみてください。

サラサラの対義語はネバネバですが、心房細動の患者さんは血液がネバネバ化しているのでしょうか？

心房細動になったからといって血液の性質は変化しません。

ではなぜ血栓症（血液が心臓や血管の中で固まる）が起こるのでしょう？

血液が固まるウィルヒョー（Virchow）の3徴というのがあって、その一つに「血流のうっ滞」というのがあります。心房細動の患者さんの心臓内に血栓ができる主な理由は実はこれなのです。

エコノミークラス（ロングフライト）症候群をご存じでしょうか？　長時間座っていると下

肢の静脈血がうっ滞して血栓ができ、その血栓が心臓に流れて肺動脈を詰まらせることがあります。突然死をもたらしうる恐ろしい血栓症ですが、心房細動でできる血栓もほぼ同じメカニズムだといえます。

ウルフ‐オオツカ法の説明でも詳しく述べますが、心房細動になると心房という部屋の中を流れる血液の流速が低下します。とくに左心房から出っ張った左心耳（親指の先ぐらいの大きさ）という場所は先端が盲端（出口がない）になっているため、行き場を失った血液がそこで停滞してしまう、すなわち『うっ滞』するのです。血流のうっ滞によって左心耳で製造された血栓が、何かのはずみで左心房にこぼれ落ち脳まで流されて脳梗塞を起こします。左心耳は血栓のリザーバーになりますから、大きな血栓ができて大きな脳梗塞の原因になります。

したがって、血液が異常にネバネバになっているから血栓ができるのではありません。むしろ心房細動の左心耳内で血が固まるのは、ある意味血液の性能が正常だから！　なのです。

どういうことでしょう？

血液が固まる生体機能は人間が生きていくうえで必須です。血液凝固機能といいます。なんらかのトラブルで血が止まらなくなったら、移動もままならず、どんどん身体が弱まっていき失血死してしまうかもしれません。獣に噛まれたり崖から落ちたりしたとき、血が止まりにくい人は、原始時代から淘汰され続けてきたのかもしれませんね。心房細動の患者さんが服用する「血液サラサラ」の薬は実は抗・凝固の働きをするもので、人間に生存に必要不可欠な全身の凝固機能を低下させて、左心耳の中にもその効果を効かせているのです。

ですから副作用が脳出血や消化管出血などの臓器出血となるのです。臓器移植を受けた患者さんが臓器に対する拒絶反応を抑えるために服用する、臓器に対する拒絶反応を抑えるため全身の免疫力を落とす免疫抑制剤と同じコンセプトですね。この場合副作用は免疫力低下によって感染に弱くなることです。

本来人間に必要な機能を低下させているお薬ですので、健康増進効果はありません。製薬会社は「血液サラサラにする」とは一言もいいませんね。いうと嘘になってしまうからです。抗凝固剤は服薬しはじめたら、一生飲み続けなければならないことも、切実な問題です。ウルフ‐オオツカ法を希望される心房細動の患者さんに聞いてみると、実はこれがいちばん不安だという方が多いのも事実です。

すいません、現在抗凝固薬服用中の患者さんをちょっと怖がらせてしまいました。

現在使用されている抗凝固薬はうまくできていますし、抗凝固治療で多くの患者さんが救われているのは事実です。決して盲目的に「怖いからすぐやめよう」とはならないでください。薬の効果のメカニズムや副作用を充分に理解されたうえで、処方してくださる主治医の先生に厳重に管理してもらってください。

そのうえで、薬の継続が困難であれば、ウルフ‐オオツカ法のように左心耳を閉鎖してしまう選択肢もあることをよく知っておけば安心かと思います。

出血リスクの大きい高齢者や透析患者には、抗凝固薬を使いにくい

出血といっても、鼻血が出やすい、皮膚に青あざができるくらいならまだしも、脳出血は脳梗塞よりも重篤化することが多く、消化管出血、たとえば胃潰瘍による出血、大腸憩室《だいちょうけいしつ》（大腸の壁が外側に出べそのように飛び出す病変）や大腸ポリープ（大腸の内面の粘膜がイボのよ

うに内側に突出する病変）からの出血が止まらないとなれば、たいへんです。
大腸憩室やポリープは一度にたくさんできることも多く、出血すると、驚くほどの下血になります。
痔による出血も、トイレットペーパーに血がにじむどころではなく、ときにはポタポタまたはピューというように、気が動転するほど大量に出ることがあります。色が鮮やかな真っ赤なので、なおさらギョッとします。

高齢の人は、皮下組織や血管の壁がもろくなっているうえ、胃潰瘍やがんなど、身体のさまざまな箇所に出血の原因となるトラブルをかかえている場合が多く、出血リスクが大きいのです。私のもとに消化管出血トラブルでいらっしゃる方で最近多いのは大腸憩室からの出血です。

また、認知症の人が、薬を飲んだことを忘れて飲み過ぎてしまう危険もあります。抗凝固薬を2、3日過量に摂取するだけで脳出血など重大な結果になりえます。

私のところに来る患者さんの中には命にかかわるほど出血した人もいます。
抗凝固薬は人工透析の患者さんだけでなく、高齢者や出血しやすい病変を抱えた患者さんにも使いにくい薬なのです。

そんな人が、心房細動をわずらい、一度軽い脳梗塞になったことがあり、どうしても二度目を予防しなければならない。でも、脳出血や消化管出血を経験したことがある、またはそのリスクが高い……。

飲まなければ脳梗塞。飲めば脳出血や消化管出血。

さあ、どちらを選びますか？

どちらも嫌に決まっていますね。そんな恐ろしい選択を迫られかねないわけです。

最近はワルファリンの問題点を改良した新薬が登場しており、ワルファリンにとってかわりつつあります。

新規経口抗凝固薬（ＮＯＡＣ）や直接経口抗凝固薬（ＤＯＡＣ）と呼ばれる薬で、血液検査の必要がなく、食事制限も不要というメリットがあります。

しかし、脳出血は減るが消化管出血の頻度はワルファリンと比べてもあまり変わらないとか、薬価がワルファリンより格段に高いなどの問題点はあります。

心房細動で、痔の出血に悩んでいた患者さんのケース

もう11年以上前の話になります。

私の患者さんに、痔の手術を何度も繰り返したものの一向に治らず、出血が続いている人がいました。この男性が、心房細動でした。脳梗塞も一度発症していました。

当時の年齢は80歳ちょっとで、成人用のおむつを手放せず、ずっとつけています。

ごく近所の買い物に出るくらいが関の山で、基本的に自分の家から出られません。

最大の趣味は船で海に出て釣りをすることでしたが、それができなくなって10年以上。

いつも貧血の状態で、ときどき大量出血があって、救急病院に運ばれて輸血を受けます。

まさに、飲まなければ脳梗塞、飲んでも大出血という〝究極の二択〟に悩んでいました。

この人が、私の提案した左心耳切除手術を「それで抗凝固治療をやめることができる可能性があるならば、それに賭けてみます」といって決断されました。

手術をしたのは2009年。私がこの手術を初めてやった08年10月から半年もたっておらず、手術例も10例に達したか達しないかという初期の患者さんです。

手術の結果、患者さんは、数年間飲み続けていたワルファリンを飲むのをやめました。そして、痔の出血が完全にゼロになったとはいえないまでも、成人用おむつをはずすことができました。趣味の海釣りも再開できました。

なにより重要なのは、その後11年以上も、脳梗塞を起こさずにすんでいることです。10年後に脳のＭＲＩを撮影しましたが、なんと、左心耳切除後には、微小な脳梗塞すら起こしていないことがわかりました。

90歳すぎて会ったら、さすがにもう海釣りには出ないそうですが、まだお元気で、いまだに手術のことをとても喜び、「あれで自分の10年間を取り戻すことができた」と話してくれました。

このケースは、左心耳切除することの絶大な効果を私に痛感させ、ウルフ‐オオツカ低侵襲心房細動手術への自信を深めてくれた事例の一つです。

心房細動の治療と脳梗塞の予防には、薬に頼らない有効な方法があるのだということを知っていただけたら幸いです。

患者さんの「生活の質」――QOLを劇的に向上させる

みなさんに、ぜひ覚えていただきたいキーワードがあります。

それは「QOL」（Quality of Life）という言葉。

QOLとは、病気をかかえた患者さんの肉体的・精神的・経済的・文化的・社会的な（ほかにもあるかもしれません）すべてを含めた「生活の質」を意味します。


いまお話しした80歳すぎ（現在は90歳すぎ）の患者さんは、いまただちに命の危険に直面している、という状態ではありませんでした。

でも、生活の質――QOLが、非常に低く落としめられていたのです。

好きな釣りに出かけることができないどころではなく、一日中おむつをしなければならず、家からほとんど出ることができない。


すると、こんな状態がずっと続くことにはもう耐えられない。この状態から脱出できる可能性が少しでもあるなら、喜んで手術を受けよう。その手術でダメだったら死んでもいい。――というような発想になるのです。

そんな状況で私の左心耳切除手術が成功。欠かせなかったワルファリンからも成人用おむつからも離脱でき、外出できるようになりました。

出血のリスクが減り、病院に行かなければならない回数も大幅に減り、おカネも、それ以上に貴重な時間も節約できました。脳梗塞の予防もできました。

この人の生活の質そのものが、さまざまな局面で圧倒的に向上したわけです。

左心耳切除手術が患者さんのＱＯＬを劇的に改善した威力は、私が考えていた以上のものでした。

手術を始めた08年の段階で、左心耳切除にはかなり大きな効果があるはずだ、と私は理論的には確信していましたし、私の師であるウルフ氏はすでに数百例以上経験していて折に触れてその効果を学会や論文で発表し直接教えてくれました。けれども、国内ではほとんど手術を受けた人がいないので、本当にＱＯＬが向上する人たちが出てくるかどうかは、やってみなければわからなかったのです。

ところが、その後、左心耳切除手術でもとの生活を取り戻した人が大勢出てくると、口コミも広がって、同じような患者さんが私のところに集まるようになったのです。

いまお話ししたケースは、私の医師としての歩みで大きなターニングポイントとなりました。

若い人が脳梗塞になっても、もちろんたいへんですが、高齢な心房細動の患者さんが脳梗塞になると、若い人とは格段に厳しい状況へと追い込まれます。

そもそも身体が弱っている。ほかの病気をいくつもかかえている。収入が少ない。一人暮らしで介護する人がいない。配偶者も病気がちで介護が難しい。――そんな家庭問題や社会問題、医療・福祉問題が交錯して、より大きな問題になってしまいます。

「脳梗塞で倒れるようなことだけは、なんとしても避けたい」

「脳梗塞になって、自分一人で生活できない身体になってしまったら、いっそ脳梗塞で死んでしまったほうが幸せかも。そうならないための手術ならば、すぐにも受けたい」

そんな強い危機感をいだいて私のところに来る患者さんが、少なからずいます。

でも、充分期待を持てる方法があるのです。

第4章

これが「ウルフ-オオツカ低侵襲心房細動手術」だ

——安全性・確実性・費用対効果に自信あり！

「ウルフ・オオツカ低侵襲心房細動手術」とは

ここまで、いまや国民病といえる心疾患の恐ろしさ、心疾患が疑われる症状、代表的な心疾患を概観したうえで、心房細動とはどんな病気かを見てきました。

第4章では、前章の結びでお話ししたQOL（クオリティ・オブ・ライフ）を劇的に向上させ、脳梗塞に強い危機感を抱く患者さんでも〝充分期待を持てる方法〟――私の手術について、わかりやすく解説していきます。

2008年から私が始めた「ウルフ・オオツカ低侵襲《ていしんしゅう》心房細動手術」**図11**は、基本的に次の二つをおこないます。〝2本立て〟の手術という点を、まず押さえてください。

【A】「左心耳の切除」によって、心房細動が引き起こしがちな脳梗塞を予防し、抗凝固治療からの離脱を可能にします。

【B】「心房の壁の外科的アブレーション」によって、心房細動状態の脈を正常化（洞調律化）します。

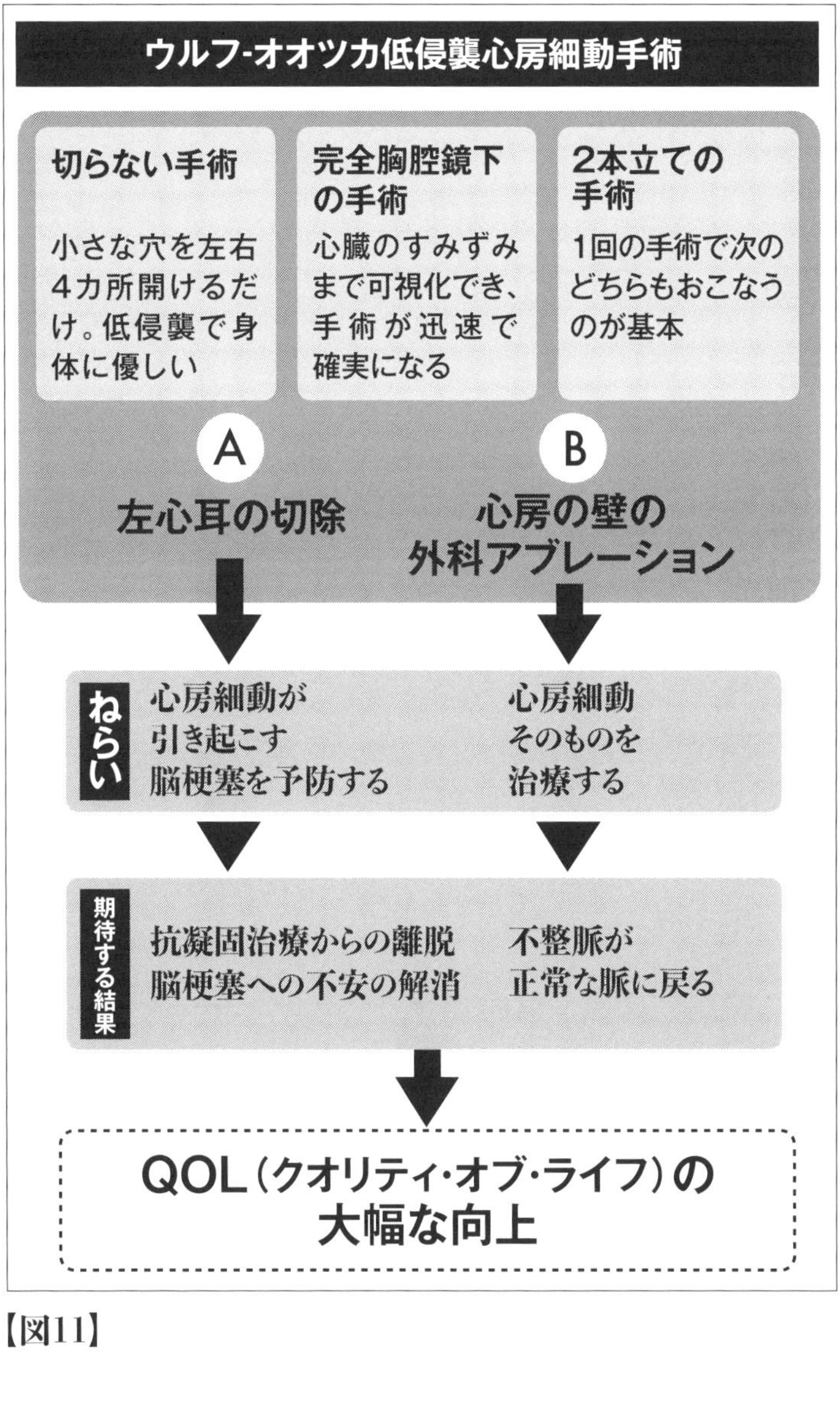
ウルフ-オオツカ低侵襲心房細動手術
切らない手術
小さな穴を左右4カ所開けるだけ。低侵襲で身体に優しい
完全胸腔鏡下の手術
心臓のすみずみまで可視化でき、手術が迅速で確実になる
2本立ての手術
1回の手術で次のどちらもおこなうのが基本
A
左心耳の切除
B
心房の壁の外科アブレーション
ねらい
心房細動が引き起こす脳梗塞を予防する
心房細動そのものを治療する
期待する結果
抗凝固治療からの離脱
脳梗塞への不安の解消
不整脈が正常な脈に戻る
QOL（クオリティ・オブ・ライフ）の大幅な向上

【図11】

【A】と【B】は、メスで胸を切り開くことなくおこないます。左心耳という心臓の一部は切り取りますが、胸を切開せず、筋肉や骨にダメージを与えず、小さな刺し傷のみで手術を完成することから〝切らない手術〟といえます。

通常一人の患者さんに【A】と【B】両方おこないますが、超高齢で心房細動の慢性歴が非常に長いなどの理由でアブレーション効果を到底望めず抗凝固治療の継続が困難な患者さんに【A】だけ単独におこなうことがあります。【A】はすべての心房細動患者さんにとって有益なので【A】を省略して【B】だけ単独におこなうことはウルフ‐オオツカ法では絶対にありえません。

具体的には、左右の側胸部（わき毛の下部）の4個の小さな刺し傷から、直径1㎝前後の円筒を胸壁を貫通するように挿入し、ここから胸腔鏡《きょうくうきょう》（胸の内部空間で使う内視鏡）と手術器具を出し入れして、すべての処置をおこないます。人の手が胸の中に入ることはありません。

胸腔鏡はモニターに映像を出す超小型ビデオカメラと思ってください。胸腔鏡で観察しながら処置を１００％済ませますから、〝完全胸腔鏡下〟でおこなう手術です。

手術の名前に「低侵襲」というちょっと難しい言葉が入っていますね。医学用語の「侵襲」は、病気・けが・投薬・注射・手術など、医療行為も含め、生体を刺激して傷つける可能性のある、あらゆることを指します。低侵襲はその程度が小さい場合です。

私の手術は、胸を切らず、しかも、あとでお話しするようにきわめて短時間ですべての処置を終えるため、患者さんの身体へのダメージが非常に小さくて済むのです。

ウルフ - オオツカ法が編み出されるまで

なぜ「ウルフ - オオツカ」という名前なのですか、という質問をよくいただきます。オオツカと並べてあるので、ウルフも人の名前に違いないと思われるでしょうが、そのとおりです。ちょっと説明しておきましょう。

【コックス医師のメイズ手術】

胸を大きく開き【Ａ】【Ｂ】をおこなう手術は昔からありました。すでに紹介した「メイズ

（迷路）手術」で、米ワシントン大学のコックス医師が1987年に考案しています。

これは、開胸し人工心肺を使って心臓を停止させてから、心房を〝迷路〟のように切開して縫合する大規模で複雑な手術。縫合面が異常な電気信号を阻む壁となるのですが、患者さんの身体に対するダメージが非常に大きいものでした。つまり「高侵襲《こうしんしゅう》」です。

のちに、切開せずに冷凍凝固する方法が採用されて影響がやや小さくなりましたが、大手術であることに変わりありません。

メイズ手術の大がかりでさまざまな作業には、左心耳切除が含まれます。私は親しくさせていただいているコックス医師に「左心耳切除は、最初から脳梗塞の予防を考えていましたか？」と質問したことがあり、「そのとおり。脳梗塞予防のためだ」と聞きました。心臓に左心耳があることによって、血液がよどんだり血栓ができたりするようだ、と30年以上前から推測されていたわけです。

【ウルフ医師のミニメイズ手術】

2003年ころから「ウルフ・ミニメイズ手術」も始まりました。これは、胸を小さく開くか小さな穴を開けるかして、胸腔鏡を入れて観察しながら、左心耳の切除などをする手術です。

考案したのは、私が医学博士号を取得した直後、米オハイオ州クライスト病院に臨床留学したとき師事した低侵襲心臓・胸部外科手術のパイオニア、ランドール・ウルフ医師（現テキサス大学心臓外科教授）です。ウルフ氏はすでに２０００人以上の患者さんを治療しています。

ウルフ先生は、アメリカを代表する心臓外科医でありながら、じつはプロのマジシャンです（ウェブサイト　https://wolfminimaze.com/）。

ミニ・メイズ（迷路）という名前のとおり、メイズ手術の考え方に基づきながら、人工心肺を使わず患者さんの身体に対する負担を大幅に小さくした手術。特殊なクランプ（やっとこ状の器具で、先端に電気が流れる）で心臓の壁をはさみ、電気的な隔離をしていきます。

【ウルフ‐オオツカ低侵襲心房細動手術（ウルフ‐オオツカ法）】

私の手術は、ウルフ先生の「ウルフ・ミニメイズ手術」に、さらに独自の改良を加えて患者さんに対する負担を極限まで小さくした、心房細動と戦う最新の外科治療です。

薬による内科的な治療はあくまで対症療法で、根治できないことがしばしばですから、心房細動の外科手術は30年以上前からおこなわれています。

心房細動を手術で治すことの有効性は、30年以上の実績によって着実に確かめられ、手術で何をすべきかも、思いつくかぎりのことが試みられてきた、といえます。

ただし、当初の手術は高侵襲でした。それが、手術という方向性はそのままに、試行錯誤が繰り返され、より低侵襲なものへと改良されてきたわけです。

私の手術も、さまざまな心房細動手術の改良の延長線上にあるものです。

画期的な低侵襲化を実現したウルフ - オオツカ低侵襲心房細動手術は、現在おこなわれている同様の治療法のなかでもっとも患者さんのニーズに応えたものだ、と私は自負しています。

そもそも「左心耳」とは?

ここから先は、【A】「左心耳の切除」と【B】「左心房の壁の外科アブレーション」に分けて、手術を解説していきましょう。まずは【A】から。

図12の「左心耳」とは、心臓の左心房が〝耳〟のような形状で部分的に飛び出している場所です。英語ではLAA(Left Atrial Appendage)で、「左心房付属器官」という意味の、素っ気ない名前で呼ばれています。

なお、右心房には右心耳《うしんじ》がありますが、こちらはほとんど臨床的に問題にされません。

左心耳とは

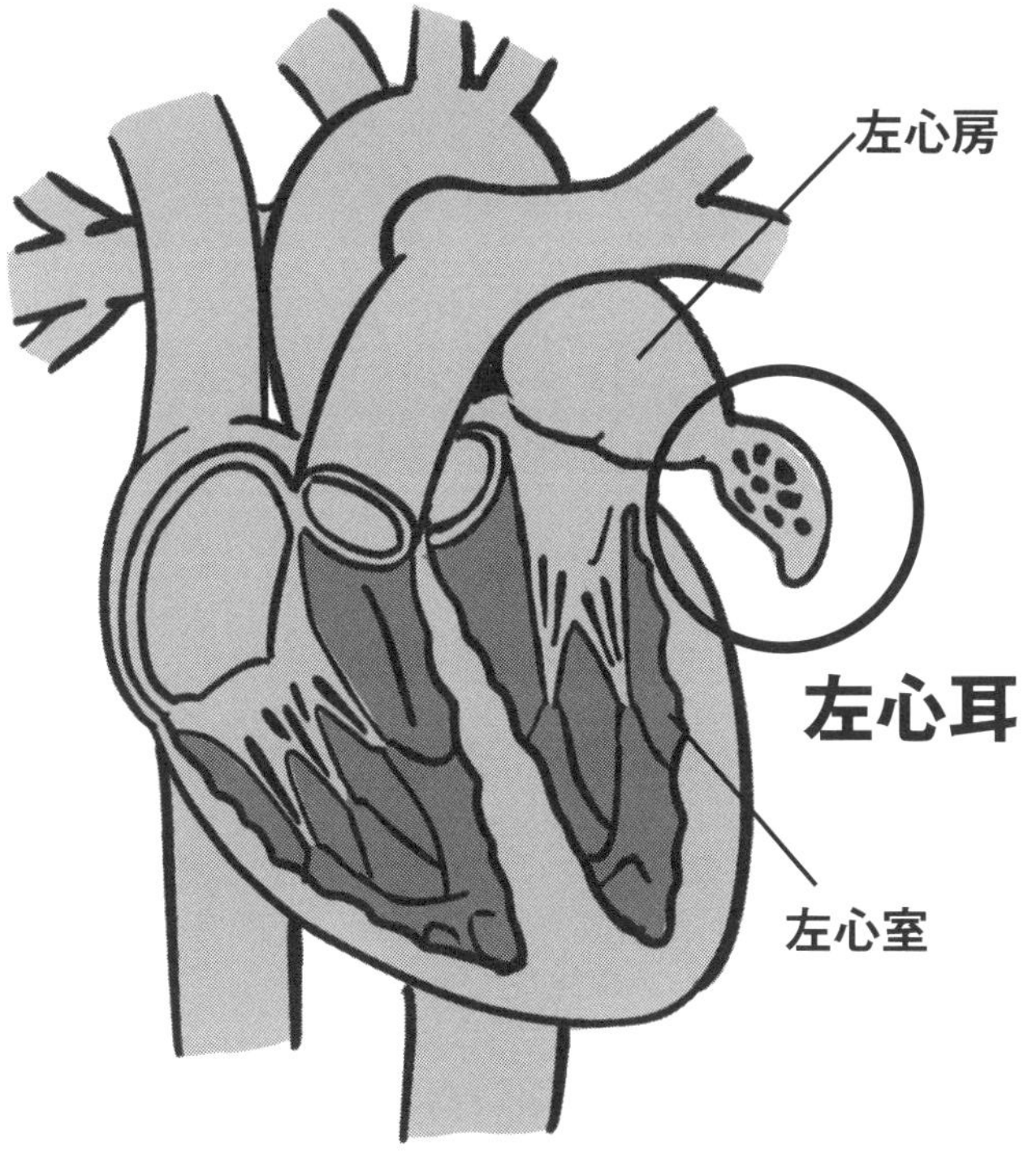

【図12】

左心耳は、先にいくほど細くなる袋状をしていて、内部には櫛《くし》のような高まりが並び、でこぼこしています。

差しわたし数cmの大きさで、容積（袋状の部分に入る液体量）は5ｃｃあるかないかくらい。ただし、サイズやかたちは個人差が大きいものです。

左心房の一部が、なぜ不思議な形状ででっぱっているのかは〝謎〟です。左心耳特有の役割もはっきりとは解明されていません。心臓のポンプ機能にもほとんど関与していないこともわかってきました。

何の役にも一切立たなければ、人間のしっぽ（尾骨）のようにどんどん退化して、なくなってしまってもよさそうですが、依然としてあるわけです。

しかし、ウルフ‐オオツカ法や同類の方法で成人の左心耳を閉じて心臓の調子が悪くなったという報告は全くありません。

心臓が成長して完全な形になるプロセスで、何らかの役割を、果たしているのかもしれませんね。

心房細動の患者さんにとって、左心耳は「百害あって一利なし」

左心耳は、もっともパワーが大きい心臓ポンプである左心室の手前にある左心房という部屋の左前方にあります。左のチクビの真後ろで背中に近い方にあると思ってください。袋状ですから、中で血流がとどまったり、たまったりしやすいのです。

ほとんどの人の血液は、先端が行き止まりになる左心耳内では多かれ少なかれ、よどみます。血流が乱れがちな心房細動の患者さんであれば、激しくよどみます。

しかも、生まれつきの個人差によって、左心耳が大きかったり、分葉するなど複雑な形だったりすると、血液の流れに影響します。血液が流れやすいか流れにくいか、血流が速いか遅いか、よどみにくいかよどみやすいかが、変わってくるわけです。この結果、ある人は左心耳で血栓ができにくいが、別の人はできやすい、という差が生まれます。

最新の研究で、心房細動になった心臓内にできる血栓は99％が左心耳内というデータが発表されています。左心耳は「心臓内にできるほとんどすべての血栓の源」といっても過言ではないわけです。

ですから、心房細動の患者さんにとっては、左心耳は〝血栓製造器〟であって、百害あって一利もないものだ、と断言できます。

心房細動の患者さん以外にとってどうかといえば、私は健康な人の左心耳を切除したことがありませんが、ハンディキャップのある心房細動の患者さんでも問題ないわけですから、同様に何も起こらないだろう、と思っています。

生まれつき左心耳がない人もいます。これは「低形成」といって、何らかの原因で成長が止まってしまったもの。私が見た1655例で2例ありました。

2人のうち1人は元オリンピック選手でしたが、左心耳がないから心臓の機能が悪いということは、一切ありません。

心臓超音波検査（心エコー検査）やCTで左心耳を調べる

左心耳は、健康診断でおこなうような一般的な検査では、様子がよくわかりません。

「経食道心臓超音波検査」といって、先端に超音波送受信機のついた胃カメラのような細い管を口から食道に入れ（のどの奥を局所麻酔します）、心臓の裏側から観察すると、鮮明な画像を得られます。検査には20～30分ほどかかります。ちょっと苦しい検査ですね。ですので私は全身麻酔のかかった手術中のみ使用して術前、術後には原則使用しないようにしています。

血栓（血の塊）がないか、血流の鬱滞《うったい》（流れがとどこおって停滞すること）がどの程度かなどを調べ、血栓の存在を確認したり血栓のできやすさを評価したりできます。

胸表面からの「経胸壁心臓超音波検査」もありますが、超音波は距離があると観察しにくいので、詳細な観察が必要なときは心臓のすぐ裏側にある食道から見るのです。心臓超音波検査は「心エコー検査」とも呼ばれます。

造影剤を使う心臓ＣＴ検査は、撮影のタイミングに経験が必要ですが、血栓の有無を捉える検査としてもっとも有用です。

心臓にできた血栓が脳に移動し、脳梗塞を引き起こしてしまう恐れがあることは、すでに強調したとおりです（１３４～１３７ページ参照）。私の見る心房細動の患者さんは、慢性歴が長い人や高齢者が多く、さまざまなリスクをかかえています。

そのリスクのうち高血圧や糖尿病は、患者さんが前々からわかっていて申告してくれますし、血液検査でもわかります。

しかし、左心耳の血栓の存在や内部血流のうっ滞の程度は、脳梗塞の発症につながる最大のリスクであるにもかかわらず、一般的な検査ではなかなかわかりません。特殊な検査と経験豊富な診断医が必要です。

人工物を移植する左心耳閉鎖法の問題点

ウルフ - オオツカ低侵襲心房細動手術の「左心耳の切除」は、左心耳を取ってしまい、それに起因する血液のよどみや血栓をなくしますから、血を固まりにくくする抗凝固治療が不要になります。抗凝固治療が困難な患者さんにとって、心房細動が引き起こす恐れのある血栓性の脳梗塞から患者さんを守る〝最後の砦《とりで》〟ともいえるでしょう。

袋状をしている左心耳が、血液をよどませ、血栓をつくってしまう恐れがあるならば、その袋の入り口をふさいでしまえばよいのでは、という考え方は当然ありえます。

これは「左心耳閉鎖」と呼ばれています（広い意味では、左心耳切除も左心耳閉鎖に含まれます。左心耳を残したまま閉鎖するというのが狭い意味です）。心臓の一部である袋状のものが悪さをすることがあり、それがなくても心臓や身体にとくに問題があると思えなければ、袋の入り口をふさぐより、袋そのものを取ってしまったほうがよいのでは——とは、誰でも直感的に思うでしょう。現実にはどうでしょうか？

代表的な左心耳閉鎖術に**図13**の「ウォッチマン移植法」があります。

これは、「ウォッチマン」と呼ばれる、フレームに落下傘のような形でポリエチレンをかぶせた経皮的《けいひてき》左心耳閉鎖術デバイスツール（折りたたみ可能）を、太ももの付け根から入れたカテーテルに通して左心耳まで持っていき、そこで開いて入り口をふさぐように置いてくる内科的な方法です。

45日ほどたつと、落下傘型の部分が心臓の内皮細胞でおおわれ（内皮化《ないひか》といいます）、左心耳を完全にふさぐというものです。

ウォッチマン法は、ふさぐことのできる左心耳の大きさや形状に制限があります。左心耳が大きすぎたり、複雑な形だったりすると使えません。

ところが、そのような左心耳こそが、〝悪玉左心耳〟ともいうべきもので、血液をよどませやすく、血栓ができやすく、脳梗塞リスクを高めます。悪玉であればあるほど退治できないのであれば、横綱に必ず負ける平幕力士のようなもので、力不足ですね。

ウォッチマンを移植する方法は、血栓をしっかり防いでくれる心臓の『内皮』がウォッチマンの表面を覆いつくすまで1か月半といった期間がかかるので、抗凝固治療からすぐに安心して離脱することができません。実はこの内皮化にはもっと時間がかかるんだ、3年経っても全然できない、などというレポートも数多くあります。

しかも、内皮化が確実に進んでいるかどうか確認するため、経食道心臓超音波検査が繰り返されることがあり、患者さんにとってかなりの苦痛といえるかもしれません。

人工物の移植法では、不確実な内皮化や力不足を補うために抗血小板剤（アスピリン）の服用が義務づけられ、一生飲み続けなければなりません。

それでも「デバイス血栓」が問題になります。これは不完全な内皮化によって血栓ができてしまうという問題で、治療のツールが新たな脳梗塞の原因となりかねないのです。

ウルフ-オオツカ法 VS ウォッチマン移植法

	ウルフ-オオツカ法	ウォッチマン移植法
左心耳の閉鎖方法	切除と同時に縫合閉鎖	デバイスによって閉鎖
閉鎖できる左心耳	◎制限なし	△大きさや形状に制限あり
閉鎖の確実性	◎確実	○左心耳と左心房の交通がしばらく残ることがあり
閉鎖の確認	◎不要	△繰り返し経食道心臓超音波検査
抗凝固剤治療	◎術後ただちに離脱可能	△45日以降、条件により離脱可能
デバイス血栓	◎問題なし	△抗血小板剤が要服用だが問題
コスト	○切除ツール（ステープラー）＝6万円	△閉鎖デバイス＝147万円

◎…優（Excellent）　○…良（Good）　△……可（Fair）

【図13】

ウォッチマンが1個147万円と高価なデバイスであることも、大きなデメリットの一つです。

欠点を補うテクノロジーは今後進歩するのかもしれません。しかし現状では、すくなくともかなり、慎重かつ厳格に患者さんを選択して密な経過観察をおこなう必要がありますね。

医療用ステープラーで、切ると同時に閉鎖。所要時間は約20分

「左心耳の切除」は、具体的にどうするのか、詳しくお話ししておきます。

〝切除〟といっても、左心耳をメスやハサミで切り取るわけではありません。切ったところを縫うわけでもありません。

使う道具は「医療用ステープラー」（医療用ホチキス）です（写真は183ページ参照）。さまざまな医療用ステープラーが開発されていますが、左心耳に使うのは直径1㎝ちょっとのキズから入る細いもので、手元のグリップにあるレバーなどの簡単な操作でオートマチックに作

動します。「自動縫合《ほうごう》器」ともいい、左心耳を外側から切った瞬間、３列のホチキスで確実に縫合し閉鎖します。私の感触としては、ちょっと「爪を切る」ような感覚ですね。

　このとき出血は、ほとんどありません。縫合した部分は平坦で、よくみなさんに驚かれるのですが、非常にきれいです。

　胸腔鏡で左心耳を切除・閉鎖する「だけ」の手術（単独左心耳閉鎖術）であれば、かかる時間は正味約20分です。私の最短記録は16分ですが、いずれにせよ「世界最速の左心耳閉鎖術」であることは間違いありません。

　左心耳そのものをいじらず、〝外側〟から、根元（入り口）付近でササッと切り取るのが、最重要ポイントです。このため、左心耳の大きさや形がどうであれ、まったく問題になりません。サイズが大きければ縫合部分がちょっと長くなるだけです。

　左心耳の先端のほうに血栓があるようだと疑われる場合でも、そのまま切り取れてしまいます。これができるのは、ウルフ - オオツカ低侵襲心房細動手術だけでしょう。内側からいじると血栓をはがしかねない、といった心配がないのです。

外側からしか処置しないので、心臓内部の血流と触れる異物がありません。手術を通じて血栓の原因になるものがありません。ですから閉鎖した部分（5㎝長のライン）の内皮化も圧倒的に速いわけです。

左心耳に詰め物＝異物を移植してふさぐ方法に対して左心耳の切除はきわめてシンプル。だからこそ、びっくりするような結果が得られるわけです。

左心耳の切除は、百害あって一利もないものを取り除くとはいえ、きわめて重要な臓器である心臓の一部を切り取ることは確かです。これを不安に思う患者さんが少なからずいて、みなさん心配そうに「大丈夫でしょうか」と聞きます。

でも大丈夫。左心耳の切除はごく短時間で済み、切った瞬間に脳梗塞の予防法としてほぼ完成品です。

ウルフ‐オオツカ法による脳梗塞予防効果は2013年にインパクトファクター20点の『アメリカン・カレッジ・オブ・カルディオロジー』、2018年に同5.1点の不整脈の専門誌『ハート・リズム』に掲載されました。臨床結果をウォッチマン法などの結果と並べてみた**図14**をご覧いただくと、その成績のよさにおどろかれるかと思います。

ウルフ-オオツカ法などの心原性脳梗塞予防効果

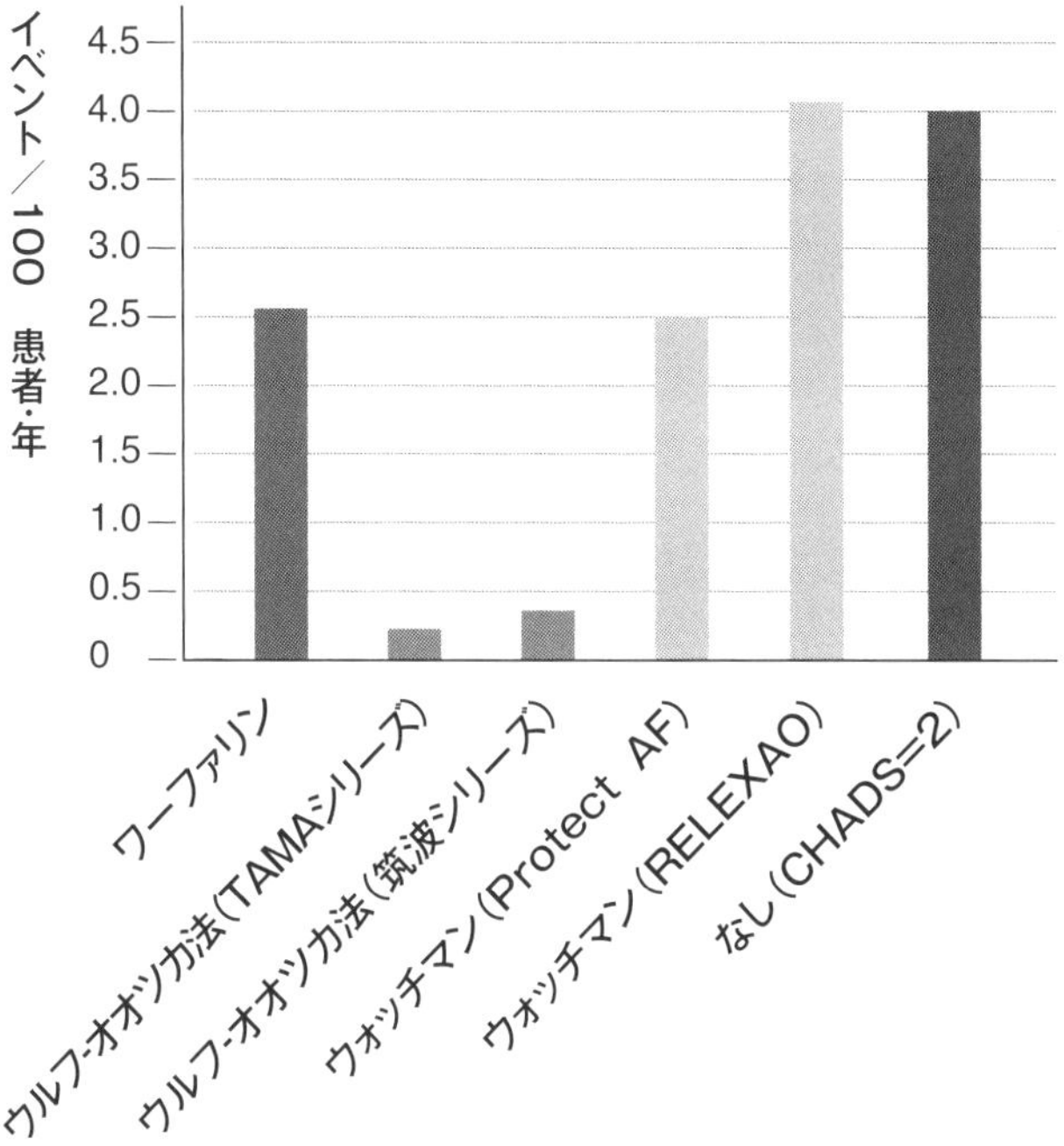

【表の見方】

いろいろな論文から抽出した結果で、単純比較はできないので参考まで。たとえば「ウルフ-オオツカ法（TAMAシリーズ）」の数値0.25は、手術を受けた患者100人を1年経過観察したとき、0.25イベントが発生した（脳梗塞の発症が0.25回あった）という意味。この数値が小さいほど、脳梗塞の予防効果が大きいことを示す。「なし」は脳梗塞リスクスコア2点の人が何もしなかった場合。

【図14】

胸腔鏡で観察しながらすべての処置をおこなう〝完全胸腔鏡下〟の手術では、手術チームは、左心耳や心臓を直接には見ず、モニターを通してしか見ません。

このことがなんとなく頼りないようで、胸を開かないのはよいが、左心耳なり心臓なりを医師が直接見たほうが確実なのでは、と思っている人がいるようです。

なるほど。でも、ちょっと違います。

胸腔鏡は、拡大画像を大きな高精細度モニターに映し出します。このほうが人の目よりも、はるかに鮮明に見ることができ、手術の繊細な操作ができます。最近は3次元化された映像も見ることができます。

自由に動かすことができ、臓器の隙間に細い管を差し込めばそこの映像が出ますから、目で見て裏側はどうなっているかといちいちひっくり返すような手間も省けます。左心耳など心臓のすみっこにあるものは術者の目で直接見えにくい場所にありますが、胸腔鏡を使えばまるで目前にそびえるかのようにばっちり見せてくれます。

自分の目よりよほどたよりになります。

胸腔鏡手術のメリットとして、開胸手術と比べると傷が小さく痛みもわずかで「回復が早い」、「出血がごく少ない」、胸の筋肉を切らないため「呼吸機能を損なわない」、などがよく挙げられます。

でも、それだけではなく、手術そのものの精度が上がり、安全性や確実性が格段に増します。時間も従来のやり方よりはるかに短縮できるのです。

胸腔鏡（内視鏡）手術にデメリットらしきものがあるとすれば、一定以上の技量が必要で、慣れや経験やトレーニングが求められることでしょう。必要とされるスキルは、心臓外科のオーソドックスな手術で必要なスキルとちょっと性格が違います。この点は、一般的な心臓外科手術以上に、医師による出来不出来が大きく生じるといえます。

万が一、予想外の出血があったりすれば、開胸手術ですぐ処置できるものが胸腔鏡手術では簡単ではない、ということはあるでしょう。そういう事態を回避するためにも状況を的確に判断し、自分の技量に合わせて進行できる能力も必要なんです。

ウルフ - オオツカ法「左心耳の切除」の特筆すべき利点五つ

ウルフ - オオツカ低侵襲心房細動手術でおこなう「左心耳の切除」の特筆すべき利点をまとめておきます。合わせて179～181ページの写真もご覧ください。

①患者さんに優しい低侵襲の手術（**写真1**）。
②高い安全性、短い手術時間（左心耳出血量はほぼゼロで、切除は20分で完了）。
③どんな大きさや形の左心耳も切除・閉鎖できる（**写真2／3**）。
④閉鎖部の内皮化が非常に早い（**写真4／5**）。このため抗凝固治療からすぐ離脱でき、患者さんにとって苦痛な、口から差し込む経食道心臓超音波検査も不要。
⑤費用対効果が優れている。

2020年に始まった新型コロナウイルス感染の大流行は、いま、医療のあり方そのものを大きく変えようとしています。医療体制の根幹を揺るがすようなパンデミックが繰り返されることに、私たちの社会は備えなくてはいけません。

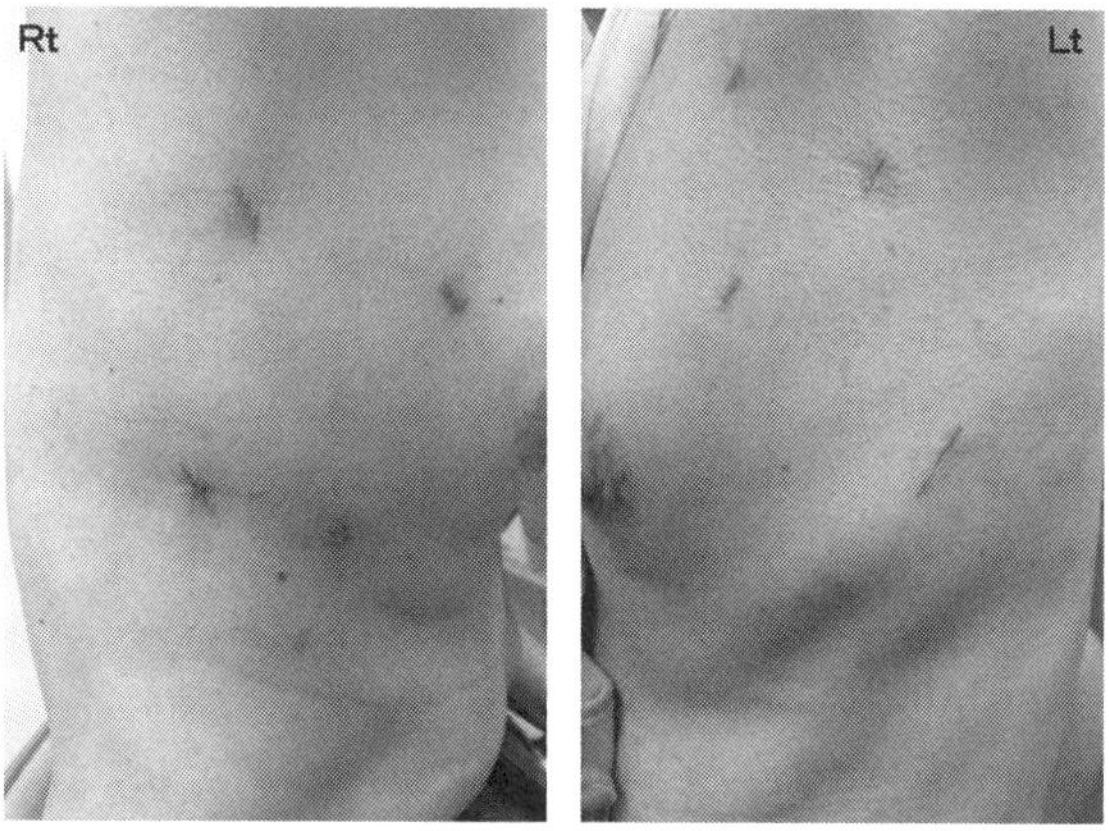

2週間後

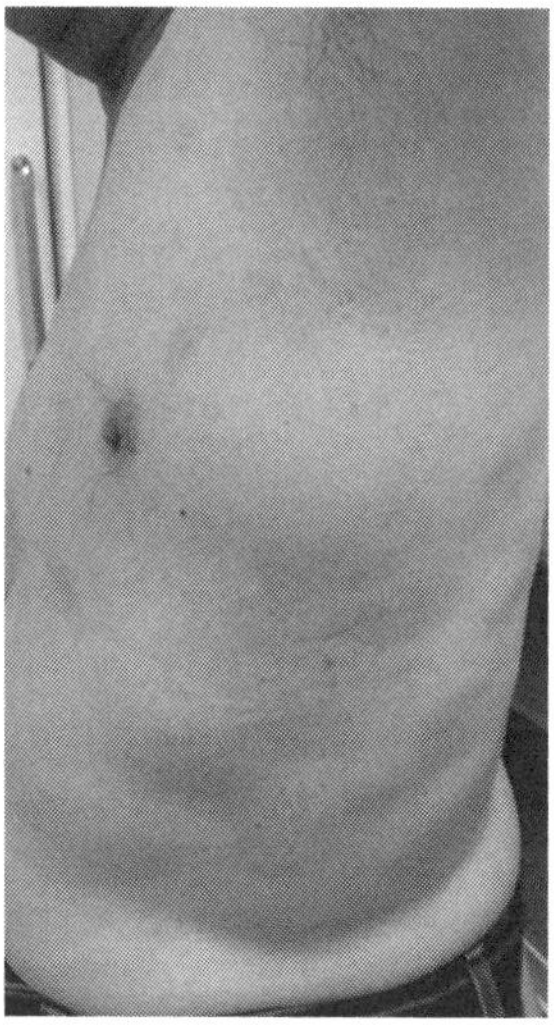

6か月後

【写真1】
手術2週間後と6か月後の傷跡（それぞれ別の患者のもの）。
6か月後は傷を見つけるのも難しい。

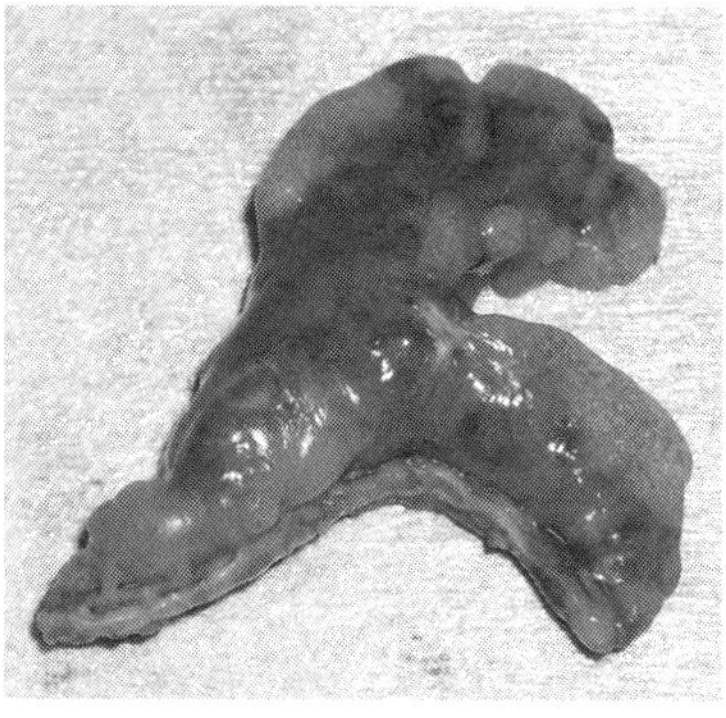

【写真2】
切除した左心耳（その1）
分葉化しており、
脳梗塞リスクが大。

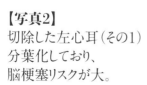

心房細動の治療においても、限りある医療資源を大きく節約でき、患者さんが安全・確実に〝医療そのものから離脱〟できる治療が、痛切に求められています。

ウルフ‐オオツカ法は、低侵襲で費用対効果に優れ、削ることのできるメンテナンスをとことん削った方法として、時代が求める心房細動の治療にもっともマッチしたものだ、と私は確信しています。

私の手術を受けた患者さんが、抗凝固治療から迅速に離脱できる理由は、左心耳の閉鎖が完全で、修復される過程（内皮化）がきわめて速く進み、しかも確実だからです。

つまり、一連のプロセスが高品質なのです。

最高の品質を実現する心房細動の治療を、私は日夜、追求し続けています。

治療の品質が低く、左心耳の閉鎖が不完全だったり、長期間修復できなかったりする状態のまま抗凝固治療を離脱するのは、非常に危険です。それほど心臓内にできる血栓は恐ろしく、脳梗塞を招いて命にかかわりかねないものです。このことをどうかお忘れなく。

これで【A】「左心耳の切除」の話はひとまず終わりにします。

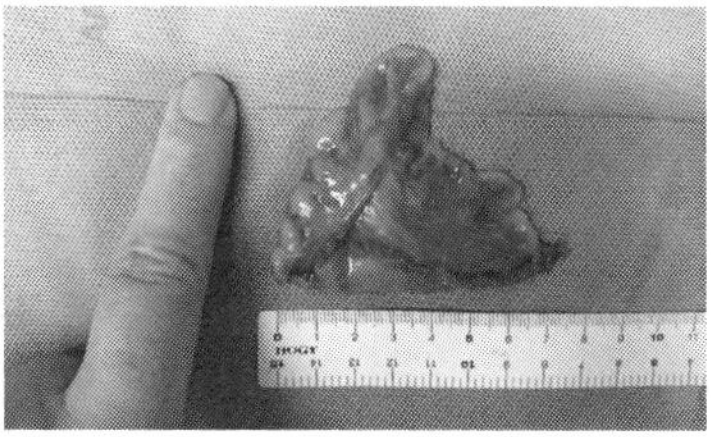

【写真3】
切除した左心耳（その2）
切り取り線が約8cmと超巨大サイズで、脳梗塞リスクが大。

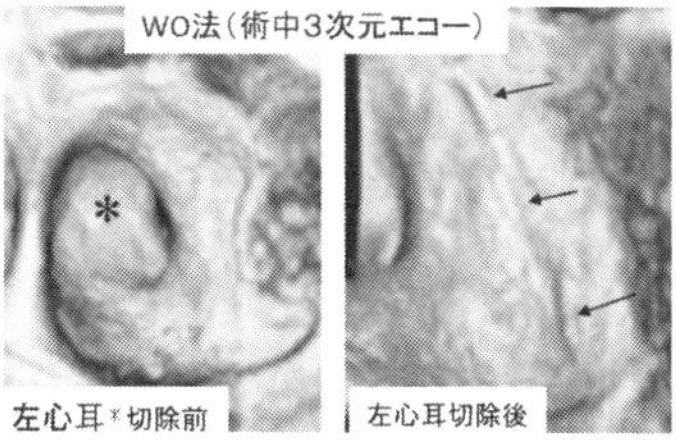

【写真4】
ウルフ-オオツカ法の術中超音波所見による左心耳の切除前後
切り取った左心耳入り口（切り取り線）が左心房壁できれいにふさがれている。

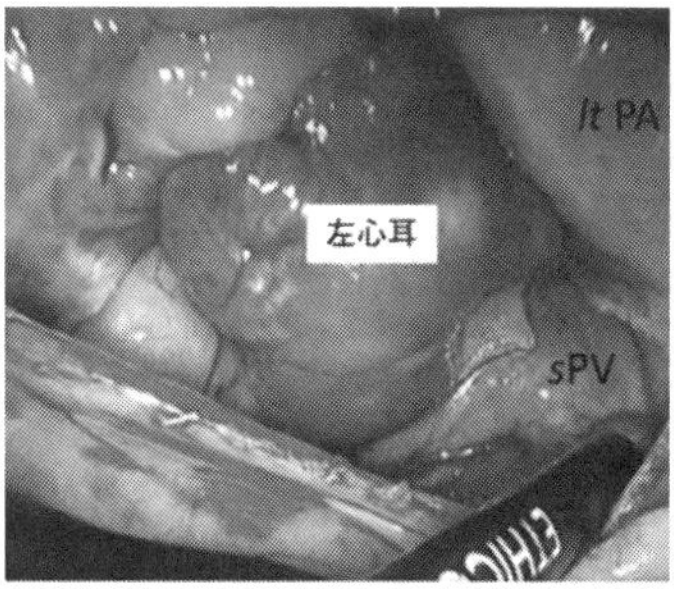

【写真5】
左心耳切り取り前

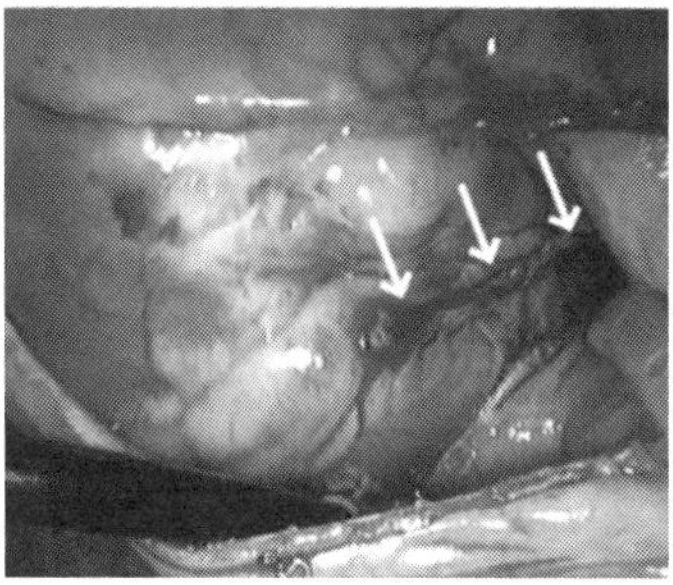

左心耳切り取り後

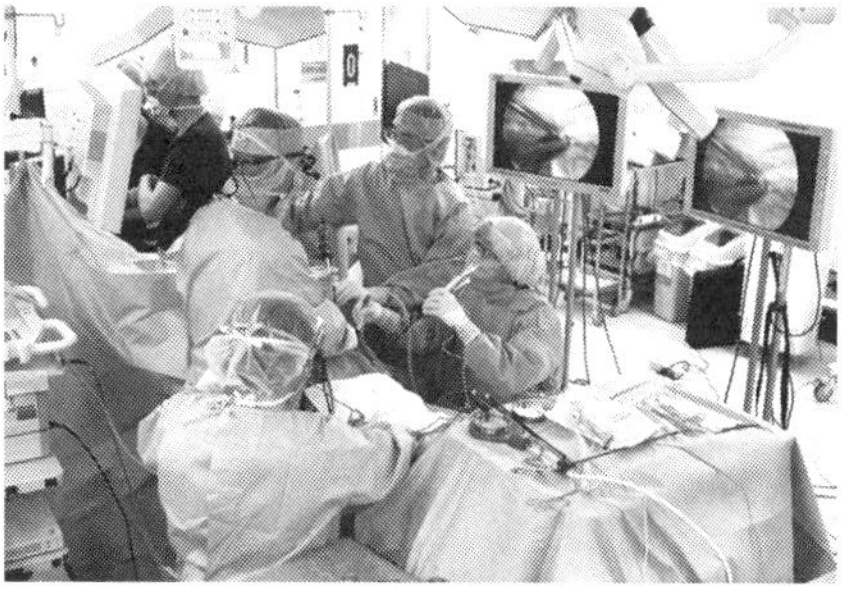

胸腔鏡手術の風景

「心房の壁の外科アブレーション」とは

ここからは、ウルフ - オオツカ低侵襲心房細動手術の2本立てのうち【B】「左心房の壁の外科アブレーション」についてです。よく聞かれますが【B】を切り売りで単独におこなうことはありません。必ず【A＝左心耳切除】も同時におこないますのでご安心ください。

「心房の壁の外科アブレーション」を一言でいえば、「心臓の壁を焼く」ことによって心房細動をなくす治療です（**写真7・8**はウルフ - オオツカ法に使用する主な医療器具）。

心房細動の原因は異常な電気信号が出るから、と第3章（110ページ）で説明しました。これに対して、信号の乱れは止められないものとして、ある場所で出る異常信号がほかの場所に広がらないように、電気的な「隔離」をします（**写真6**）。

どうするかというと、心臓の壁に電気信号を伝えない一種の〝壁〟、絶縁体の帯をつくります。具体的には「焼灼《しょうしゃく》」といって、心房の壁を外側から焼いて組織を変性させます。すると、

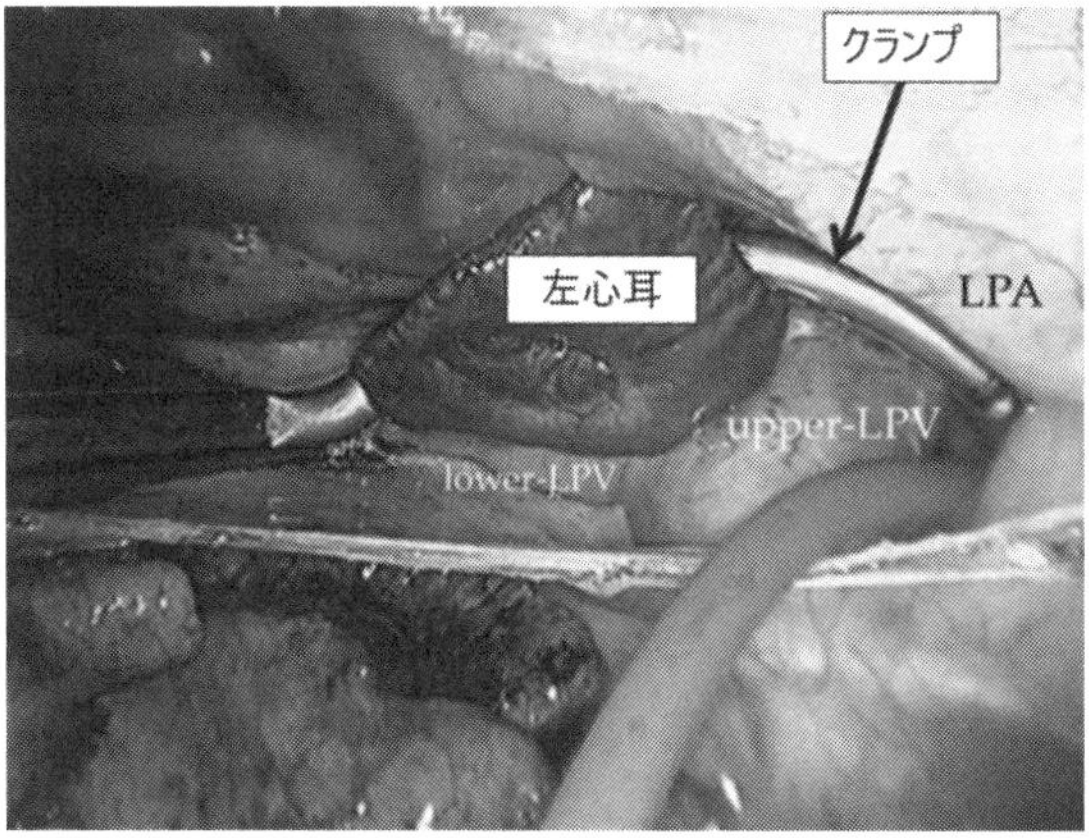

【写真6】クランプで肺静脈を隔離します。
ウルフ-オオツカ法では肺静脈と左心耳を一緒に隔離するオリジナルの方法で効果的な隔離をおこなっています。

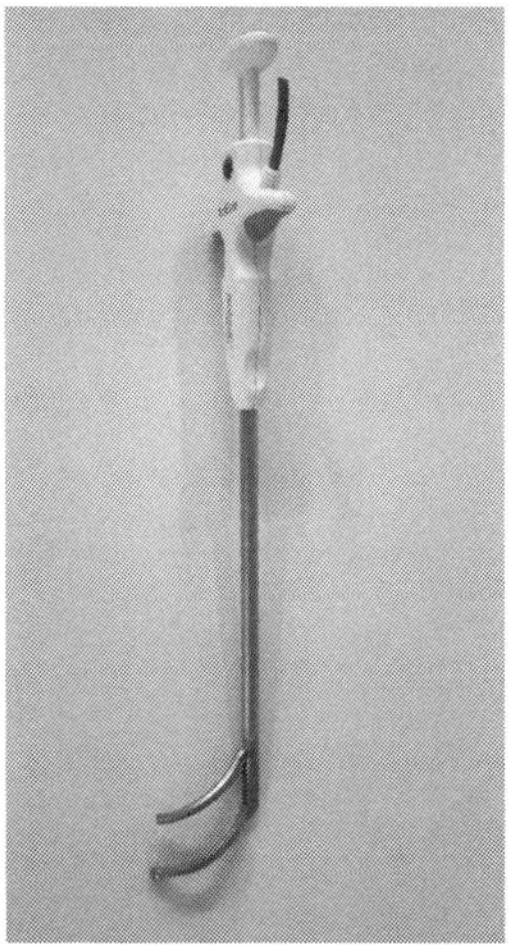

【写真7】
外科的なアブレーションに使うクランプ

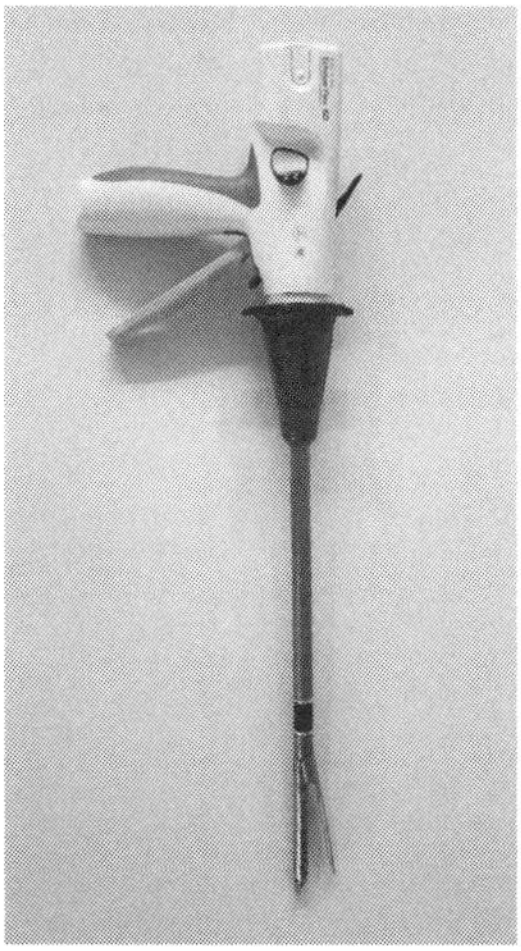

【写真8】
医療用ステープラー（医療用ホチキス）

心臓の組織のなかにある、いわば〝電線〟のようなネットワークが断線して、異常信号が伝わらなくなるのです。

ただし、網のように広がっているネットワークですから、異常信号を出す場所があれば、そこをぐるっと完全に包囲するように、焼かなければなりません。

どこが異常信号を出す場所かは、だいたいわかっています。ところが、その場所は一つではなく複数。この場所である確率は何％、また別の場所である確率は何％……というデータを基に潜在的に異常信号が存在する場所、または将来的に異常信号を発信してくる可能性のある場所を隔離してしまいます。

現状、心房細動の原因ではない場所かもしれませんが、疑わしい場所のまわりをすべて焼くわけです。

結局、どの患者さんでも、心臓の壁の焼き方はほとんど同じになります。

将来これまでと異なる場所で異常信号が出ても、あらかじめブロックできることになります。

クランプを使って心房の壁を焼き、隔離（絶縁）していく

いま説明した手術法を「アブレーション」（「焼灼」）といい、大きく次の二つに分かれます。

①外科的なアブレーション
②内科的なアブレーション

ウルフ - オオツカ法は①で、胸腔鏡で実際に焼け跡を見ながら焼灼します。心房壁を焼く方向に大きな違いがあって、ウルフ - オオツカ法は心臓の外側（表面）から、カテーテルによる内科的な方法は心臓の内部から心臓の壁を焼きます。この方向性が治療効果に違いをもたらす可能性があります。

実は心房細動の発生に心臓の表面（心外膜）にある神経のネットワークが関与していることがわかってきました。

常に表面から心房の壁を焼くウルフ - オオツカ法はこのネットワークもろとも隔離してしまうので、その分、治療成績の上積みが見込まれるわけです。

隔離という操作が重要だということがおわかりになったと思います。ウルフ - オオツカ法ではこの隔離操作に内視鏡手術用の〝クランプ〟と呼ばれる器械を使用しています。双極性のラジオ波をエネルギー源とする専用器械です。器械の先端にある「Fの字」部分で組織をはさめるような構造をしており、簡単なフットスイッチ操作により、はさまれた組織に熱エネルギーを伝えることができます。ジェネレーター（エネルギーを供給する本体）に内臓されたコンピュータが焼灼した心房の壁の電気抵抗を測定し、電気的なブロックができたことを教えてくれますので焼けすぎや不充分な焼灼を回避できます。

この器具で、左心房と左右2本の肺静脈（肺で酸素を受け取った血液が全身への送り出しポンプの心臓にに入ってくるルート）がつながっている根元の部分（正確にいうと左心房の両端）をはさんで、15秒ほど凝固すると、ぐるっと回した帯状に「肺静脈の隔離」ができます。「上大静脈の隔離」「左心房後壁のボックス隔離」というように、同じことを、あちらこちらで、じっくりと、丁寧に繰り返していきます。

このようにして左心房の壁（と右心房の壁の一部と上大静脈）のアブレーションが完成します。ウルフ - オオツカ法は、フルコース（【A】+【B】）で1時間半ほどかかります。

私が使っているクランプは、とても使い勝手のよい優れたものです。ウルフ-オオツカ法で心房細動の成績（治癒率）が高いところで安定しているのは、このツールのおかげでしょう。

内科的なアブレーションとの比較、コラボレーション

②「内科的なアブレーション」は、太ももの付け根からカテーテルという管を血管に入れ、心臓まで伸ばしていき、カテーテル先端に高周波電流などを流して焼灼する方法です。

心臓の内側からおこないますから、焼いている箇所を目で直接見ているわけではなく、「放射線透視」といってレントゲンのような方法で見たり、電気的な信号をチェックしながら焼いていきます。

多くの場合1回の治療では根治できず、複数回の治療が必要です。治療が長時間、複数回にわたると、放射線被曝が問題となるケースもあります。

どんな心房細動の患者さんにも可能なわけではなく、心房細動が慢性化して心房が大きくなってしまった患者さん（脳梗塞リスクが高いケースが多い）や左心耳内部の血流がうっ滞していたり血栓が疑われるような状況では、治療が断念される場合も少なからずあります。

治療後に脳梗塞予防のための抗凝固治療を離脱するのは心房細動の再燃や再発もありえますから推奨されません。

とはいえ内科的なカテーテル・アブレーション法は治療をおこなう専門医も多く、たくさんの患者さんが日本中で治療を受けています。

では、内科的な方法と比べたウルフ - オオツカ法の利点はなんでしょうか？

単純比較は難しいかもしれませんが、二つ挙げておきましょう。まず一つめは、1回の効率的な手術で、複数回の内科的なカテーテル・アブレーション法に負けない好成績を上げていること。二つめは、これこそウルフ - オオツカ法の真骨頂ですが、外科的アブレーションに加えて左心耳切除を必ずおこない、脳梗塞予防効果を圧倒的に補強していることです。脳梗塞リスクが高い患者さんや抗凝固治療の継続が不安な患者さんにとって、より目的にかない安心感の高い治療になるわけです。

内科的カテーテル法または外科的なウルフ - オオツカ法のどちらかだけを選ぶ、ではなく、どちらもおこなうという治療手段も有望です。

最近私はカテーテル・アブレーションを担当する内科の先生とコラボレーションすることがあります。ハイブリッド治療といわれる最新の治療戦略で、ウルフ - オオツカ法だけでは難しい、または内科的カテーテル治療だけでは難しい患者さんがターゲットです。

左心耳や、心臓内部や周辺の構造に問題があってカテーテルで治療を完成できない、または胸腔内に癒着（臓器と臓器がくっつく現象）があって胸腔鏡だけでは外科的アブレーションを完成できないなどといったケースですね。

このような難しいケースでウルフ - オオツカ法と内科的カテーテル法が協力して安全確実に治療できた！　という貴重な経験は、もっともっと発展させることができると思ってます。

いろいろなバリエーションのコラボが考えられますので、コラボをやりたい内科の先生がもっと増えてくれれば、治療可能な患者さんもどんどん増やすことができるぞ、と考えています。

アブレーションの成否は「100%」という見方ができない

ここで、注意していただきたいことがあります。それは、【B】心房の壁の外科アブレーションが成功した、または効果が薄かったといった判断は、そもそも【A】左心耳の切除のように、すぐはっきりとは下せないし、時間が経っても、完全に心房細動がなくなっているか、断定できない場合もあります。

【A】の左心耳切除は安全確実に、左心耳をきれいに切り取りますから、左心耳由来の血流のよどみや血栓がなくなり、効果は一生涯続きます。

左心耳がまた生えてくることはありません。

左心耳にできる血栓が左心房内にできる血栓の99%を占めていますから（もちろん左心耳を〝きれいに〟平坦化するクオリティが大前提ですが）左心耳切除術における心原性脳梗塞予防の成功率は「ほぼ100%」といってもよいわけです。

ところが、【B】のアブレーションでは、「100%」というような見方ができません。

一般的に、アブレーション治療が成功したかどうかは、通常3か月程度時間をおいて判断します。

直後に頻脈が出ることはよくあり、しだいに落ち着いてくることも多いからです。

その後は外来で定期的にチェックして、心電図や患者さんの訴えを参考にしながら、実際に心房細動が継続的に消えているかどうか判断します。

こうして心房細動が「消えた」、あるいは心房細動発作の起こる回数が「激減した」ならば、アブレーションはひとまず成功です。

ところが、アブレーション治療は、外科的であれ内科的であれ、すべての患者さんに100%の永続的な効果がある、とまではいえないのです。

ウルフ‐オオツカ法による外科的アブレーション術では、異常な電気信号を通さない〝壁〟をできるだけ丁寧に、ぶ厚くつくりますが、それが永久に100%漏れなく機能し続けるかどうかはわかりません。

時間が経って壁に隙間が開いたり、電気を伝える神経が再生したりして、異常な電気信号が漏れ、結果として心房細動が再発することもあります（再疎通現象）。

人体組織の再生能力は神秘的です。

時間が経つにつれて心房の壁が劣化していき、次から次に異常信号の発信元が出現することもあります。

こうなってしまってはもう、アブレーション治療を何度もやってもモグラ叩きゲームになって限界を超えてしまいます。

アブレーション治療「だけ」で心房細動が〝完治〟し、脳梗塞のリスクが完全に消えて抗凝固薬も一生飲まなくてよくなるラッキーな患者さんが、いないとはいいませんが、多くの患者さんはそうではありません。

とくに心房細動が発作性か慢性か、一言で慢性といっても期間がどれくらいかによって、成功率はかなり違ってきます。

慢性化が進めば進むほど、アブレーションの効果が出にくくなる

心房細動アブレーションの治療成績は、その後のリズムコントロール（拍動リズムの制御、140ページ参照）ができているかどうかを「正常な脈の維持率」で見るのがふつうです。

ウルフ - オオツカ法による「5年洞調律維持率」は、患者さんの心房細動の状態ごとに次のようでした。これは治療から5年たっても効果が継続し、正常な脈を維持している患者さんの割合です。

①発作性心房細動……92％
②持続性心房細動……80％
③長期持続性心房細動……65％
（手術1000件超の段階で算出したデータ）

「発作性」は、心房細動で脈の乱れる状態が7日（多くは48時間）以内に正常に戻るものをい

います。症状が7日以上持続するものが「持続性」で、持続性の繰り返しが1年以上の長期にわたっているものが「長期持続性」です。

このほか、初めて症状が確認されたものを「初発心房細動」、そのままでは正常に戻ることがないものを「永続性心房細動」とするのが一般的な分類です。

この分類はあくまで便宜的なもので、厳密な定義ではありません。

たとえば初発といっても、本人が初めてというだけで、医師が立ち会って確認したわけではなく、本人の気づかない軽い症状がもっと前に始まっていたかもしれないでしょう。一人の患者さんに異なる分類の症状が現れ、しかも重い症状が先で軽い症状が後だったりします。

ですから、およその話しかできないことを前提にいえば、「長期持続性」と「永続性」が四六時中いつも症状が出ている「慢性の心房細動」で、「持続性」は慢性化が進んでいる状態（慢性になりかけ）と思ってよいでしょう。

はっきりしているのは、心房細動という病気が次のような経緯をたどることと、時間がたてばたつほど治療や手術の成績が落ちることです。

【心房細動の典型的な進み方】

ごくたまに脈の乱れる症状が出るが、長くても1～2日で収まる（発作性）

↓

たまに症状が出て、続く期間（日数）も増えていくが、収まる

↓

毎回1週間以上続く症状が、繰り返される（持続性）

↓

毎回1週間以上続く症状の繰り返しが、1年以上におよぶ（長期持続性）

↓

1年365日24時間いつも心房細動の状態になる（永続性）

（長期持続性）と（永続性）→（慢性）

時間がたって段階が左のほうに進めば進むほど、心房細動は治りにくくなります。

慢性化した場合は、治療や手術の成功率に大きな幅があります。慢性歴が5年以上になると、

治療成績が一段と悪くなってしまうのです。

ウルフ‐オオツカ法の長期維持型心房細動の成功率を5年以下の慢性歴と5年以上の慢性歴の患者さんに分けると、前者では70％ですが、後者では50％に低下していました。

成功率が高いといわれていた発作性の心房細動に対するカテーテル・アブレーションでも、実は完治は難しい、という報告も出てきました（CAPTAF 試験）。治療を受けた患者さんの脈を経過観察すると、従来の定期的なホルター心電図検査では80％以上が、「治癒（心房細動なし）」だったのに、最新の皮下植込式小型心電計で持続的に追跡モニターしたら、心房細動が消えていたのはたった25％（4人にひとり！）だったそうです。

長期的に見て、心房細動、とりわけ慢性心房細動は再発しやすく、しかも、どの患者さんに、いつごろ再発するか、予想がつかないところが厄介です。

以上の話は、ウルフ‐オオツカ法でもカテーテル法でも変わりません。

一言でいえば、アブレーションは決して〝一生涯の治癒を保証する治療〟ではないのです。

「心房細動はアブレーションで治らない可能性」がウルフ‐オオツカ法の大前提

ここまで【A】「左心耳の切除」と【B】「心房の壁の外科アブレーション」のそれぞれについて、ひととおり理解していただけたでしょう。

そこで、この二つを、なぜウルフ‐オオツカ法は１回の手術で同時におこなうか、２本立て手術にはどんなメリットがあるのか、改めてお話ししておきます。

まず、私の手術は「心房細動はアブレーションで治らないことがある」ことを大前提にしています。

ウルフ‐オオツカ法の私の手術歴は12～13年。心房細動の新しい治療法の多くも登場してから10年たっていません。つまり、実施10年後の治療成績すら数えるほどしかなく、15年後の再発率が何%などというデータはどこにも存在しないのです。

だから3年や5年は治ったと思える状態が続いても、その先どうなるか、誰も断定的なことをいえません。再発の可能性をつねに考えておく必要があります。

アブレーションの治療効果は、一般的には慢性歴が長いほど小さくなります。縦軸を治療効果、横軸を年月としてグラフを描くと、右に行けばいくほど（年月が立てばたつほど）、グラフの右肩上がりが横ばいに近づいていきます。

こうしたことを強く意識したのが私の手術で、だからこそ、必ず左心耳をきれいに切り取っておきます。左心耳の切除は、その時点で左心耳由来の血栓を消してしまう効果があります。一生にわたって脳梗塞を予防（回避）できる効果が絶大なのです。

最大の問題である脳梗塞のリスクを格段に（１００％に近い水準まで）下げますから、たとえ外科的アブレーション後に心房細動が再発したとしても、抗凝固治療を慌てておこなう必要がない状況にできます。

患者さんにつきまとって離れない「いつ心房細動が再発して、あの苦しい薬を使わなければならないかわからない」という心配や不安を、格段に緩和することができるのです。

脳梗塞の予防効果は、慢性心房細動の人でも抗凝固治療が難しい高齢者でも、左心耳を取った患者さんには、もれなくついてきます。

治療後の患者さんに心房細動の症状がふたたび現れるときは、3年後なら3歳、5年後なら5歳、年をとっていますから、加齢が大きなファクターである脳梗塞のリスクと抗凝固治療のリスクが必ず増大します。左心耳切除は、このダブル・リスクの増大にもきっちり対処できるのです。

2本立てで、再発に備える〝保険〟を最初からかけておく

実は少なくないケースで左心耳そのものに心房細動の原因があることがわかっています。ですから、左心耳を失くしてしまえば、単純にその分、アブレーション成績の底上げにもつながります。もちろん「必ず」ということではありませんが、何度カテーテルアブレーションをやっても再発を繰り返していた患者さんがウルフ - オオツカ法の左心耳切除のみでついに脈も治ったということもありました。ウルフ - オオツカ法の脈の治療成績が良好な理由の一つだと考えます。

そういう効果もありがたいですが、私の手術は、2本立てにすることで「心房細動が再発する場合の〝保険〟を最初からかけておく方法」になることが重要だ、と考えています。

カテーテル・アブレーションで心房細動が再発すれば、アブレーション効果が消えてしまうだけでなく、心房細動に戻った瞬間に、脳梗塞リスクもスタートラインに戻ってしまいます。年齢を重ねた分、悪化しているといえます。

しかし、左心耳を必ず切除するウルフ‐オオツカ法では、「何もやらないのと同じ結果になってしまう」ことはない、といえます。

私の手術のポイントは、左心耳の切除によって、ほかにどんな処置をするにせよ、心房細動の治療全体のクオリティを格段に高めることだ、という言い方もできるでしょう。

なお、【A】【B】2本立てがウルフ‐オオツカ法の基本ですが、【A】左心耳の切除だけをおこなうこともあります。その割合は現在、20件に1件（5％）くらいです。逆の【B】外科的アブレーションだけをおこなうことはありません。

ざっくりいって、超高齢者、出血性副作用などで抗凝固治療継続の困難な方、左心耳に高い血栓リスクがある方などでアブレーション効果がほとんど期待できない超慢性心房細動の患者さんには左心耳切除だけをおこなう可能性が高いです。希望を踏まえるようにしていますが、頻脈症状のある人やアブレーションの長期的な効果が期待できる人には【A】【B】2本立てを強く推奨しています。

ウルフ‐オオツカ低侵襲心房細動手術　全1655例の実績

私が執刀医として手がけたウルフ‐オオツカ低侵襲心房細動手術は、2008年10月から2020年末までに1655件です。19年は226例、20年は新型コロナウイルス感染症の影響でやや少なく135例でした。

手術の安全性と成績（正常脈の維持率、抗凝固治療離脱率、脳梗塞回避率）を**図15**にまとめたのでご覧ください。

心房細動の脳梗塞を予防するさまざまな方法のなかで、世界一高い数字だと思います。ウルフ氏も2000例を超える手術件数のウルフ法で同様の成績を出しています。ウルフ法とウルフ‐オオツカ法は「心房細動による心原性脳梗塞の予防法としてもっとも高いクオリティを誇る治療法」だと思います。

心房細動の脈を矯正する治療法としても、1655人のなかには慢性歴20～30年という患者さんもいますから、全員の心房細動がなくなるわけではありませんが、かなりよい成績であることはすでに述べたとおりです。

いろいろな合併症や問題を抱えた患者や超高齢の患者さんが藁《わら》をもすがるように最後の方法としてウルフ‐オオツカ法を希望されます。

最近の傾向として、抗凝固治療をしているのに左心耳内の血流がとんでもなくうっ滞して血栓の存在も疑われる超ハイリスクの患者さん、抗凝固治療が禁忌の人工透析の患者さんが増えています。

こんな大変な患者さんがいるんだ……という発見と驚きは、12年続けても絶えることがありません。

患者さんは、医師の紹介が3分の2、自分の選択で来る人が3分の1

私は週3日を手術日にあてており、平均で週4件強。だいたい毎週「1件×2手術日」＋「2件×1手術日」の4件で、たまに3日間5件の週もあるという具合です。

週2日は外来の患者さんを見ています。初めての患者さんの診察（初診）は1時間くらい。

ウルフ-オオツカ低侵襲心房細動手術1655例の実績まとめ	
手術件数 （2008年10月～2020年12月）	1655件（うち左心耳切除のみ289件）
手術時点の平均年齢	70歳（28歳～104歳）
手術までの 心房細動歴	平均4・7年（4年9か月弱）
発作性と慢性の割合	3:7
外科アブレーション後 5年間の正常脈維持率	発作性＝92%　維持型＝80% 長期維持型＝65%
在院死亡率	0.06 %
出血などの 重大合併症率	0.1 %
抗凝固治療の離脱率	98%
術後4年間の 心原性脳梗塞回避率	98%

【図15】

メールや電話で予約を入れていただき、日時を決めます。

私のところに来る患者さんは、心房細動の疑いがある人か、または心房細動になっている人です。次の①〜③の人が、およそ3分の1ずつというところでしょう。

①　循環器系の医師から紹介された人。
②　脳神経系の医師から紹介された人。
③　医師からの紹介ではなく、口コミやネットなどで受診を決めた人。

①の医師は、心臓全般を診るかかりつけの循環器科医からカテーテル治療をおこなう不整脈専門医まで幅広いです。抗凝固治療を続けている患者が心原性脳梗塞になった、薬の副作用により出血性トラブルに見舞われるなどQOLが損なわれていて困っている、といった内容のコンサルトが多いですね。

不整脈専門医からは、カテーテル治療の前に検査したら左心耳内に血栓を疑うサインがあって治療ができない、有症状の慢性心房細動で心原性脳梗塞リスクも高いがカテーテル・アブレーションによる効果があまり期待できない、発作性心房細動で何度もカテーテル治療をおこなったが効果がない、などの相談や打診をいただきます。

②の医師は、心原性脳梗塞になった患者さんを見る専門医など。患者さんは、すでに脳梗塞を発症して再発のリスクが高く、二次予防が必要な人が多いです。

③の患者さんは、家族や同じ病院に通っている人や友人知人が私の手術を受けた、心房細動の患者さんたちの集まり（体験を語る会、支えあう会など）に参加して知った、症状が心配だからネットであれこれ調べて私の手術を知った、といった人たちです。

心房細動に詳しい患者さんが増えてきた

病気や薬のことをインターネットで調べる人が増えてきたようだ、と私が感じはじめたのは、最初の手術をした２００８年の３～４年後から。とくに最近は、高齢者へのスマホの普及が進んだこともあってか、情報がますます伝わりやすい状況になってきたと思います。だから、③の人たちの割合がだんだん大きくなっています。

①や②でも、担当医師が積極的に勧める場合と、自分で調べた患者さんが「こんな手術があると知ったので、紹介状を書いてください」と担当医師に頼む場合があります。

心房細動と診断され、投薬治療が始まると、最初のうちは先生の指示どおり薬を飲む。でも、半年、1年とたっても状況が以前と変わらない。この治療を続けて大丈夫なのか、と疑問がふくらんでいき、ネットで調べる。

そこで「えっ⁉ この薬、一生飲まなきゃいけないの？」と気づき、私のホームページにたどり着く。――そんな人が大勢います。

専門医ではない医師だと、患者さんのほうが心房細動という病気やウルフ‐オオツカ法に詳しいこともあるようです。

「先生、この薬サラサラじゃないですよね」「左心耳マネジメントはどうでしょうか？」などと質問されて返答に困ったなんていうドクターの話も聞きました。心房細動はありふれた疾患。患者さんもたくさんいますので最新情報を仕入れたいですね。

インターネット社会になって医療情報リテラシーは各段に上がっています。

昔の患者さんというのは、みんな医者の指示をハイハイと聞き、開業医の判断には納得できなくても、大学病院で結論を告げられれば、それが最終コースと思っていました。

いまは大きく様変わりしました。医療の世界では、患者さんが積極的に治療方針の決定に参加し、その結果に従って自ら行動する「アドヒアランス」の必要性や、セカンドオピニオンの重視が強調されています。

心房細動という病気でも、そんなトレンドに沿った流れが強まっているようです。

いずれにせよ私のところに来る患者さんは、高齢者や慢性歴の長い人が多く、すでに私以外の医師に見てもらっています。

心房細動の疑いがあるというのは、心電図検査を受けていることとイコールですから、多くの人は、すでに心電図を取ってもらっています。

受診する患者さんには、できる限り主治医の紹介状を持参してもらい、心電図やレントゲンなどの資料も持参または郵送するようお願いしています。

初診から、手術が必要と決まるまでの段取り

初診の患者さんには、資料が事前に届いている場合はそれをチェックしたうえで、まず問診

します。さらに次のような検査をします。

①採血検査（一般的な項目のほか糖尿病や甲状腺機能のチェック）
②単純胸部X線検査
③経胸壁心臓超音波検査（心臓機能のチェックと弁膜症など心疾患の有無、程度の精査）
④心臓造影CT検査（左心耳や肺静脈など手術に関係する部分と冠状動脈のチェック）
⑤その他（24時間ホルター心電図や睡眠時無呼吸のスクリーニング検査など）

循環器専門のニューハート・ワタナベ国際病院では①〜④の検査は初診日に完了し、結果もその日のうちに直接お伝えできます。ホルター心電図や睡眠時無呼吸症候群の検査をおこなう場合は別です。コロナ禍の折から、遠方の患者さんやお体の不自由な方へのオンライン初診サービス（有料）も充実させています。

オンラインの場合、まず、かかりつけの病院やクリニックで簡単にできる心電図や胸部X線写真をとっていただき、紹介状と一緒に病院に送っていただきます。ご自身のアップルウォッチで記録した心電図も正式な診断データとして使えます。ご希望の日時で患者さんや家族とビデオモニター上でお話しして入院や手術の日程を決めます。その他の精密検査（心臓超音波検査やCT）は入院後も可能ですが、あらかじめ近くの病院で済ませてデータを送っていただくほうが、手術方針やスケジュールに影響する思わぬ病気や病態（肺がんなどの悪性疾患など）を発見することもありますので効率的です。

オンライン診療（セカンドオピニオンも）も含め、初診をご希望の方は、ニューハート・ワタナベ国際病院医療連携（renkei@newheart.jp）までご連絡ください。

ウルフ - オオツカ法は、基本的にすべての心房細動の患者さんが選択肢することができますが、脳梗塞リスクの高い方や、抗凝固治療の難しい方には、特に「おすすめですよ」とお伝えしています。内視鏡手術という特性から、胸腔内の作業空間に入れなかったり空間が極端に狭い場合には手術ができないことがあります。結核後遺症で左肺がつぶれていたり胸郭の変形にともなって極端に心臓がゆがんでいたりするケースです。とはいっても全体の１％程度です。

手術適応（手術ができる）と判断しても、もちろん、最後は患者さんに選択していただくというポリシーでお話しします。パンフレットなど情報満載の各種参考資料をお渡しし、ウルフ

- オオツカ法のインターネット上のホームページを紹介してよく治療法を理解したうえで熟考していただく——そんなプロセスを私はいつも大事にしています。

シンキングタイムを充分にとっていただき、落ち着いて考え、納得した結論をお聞きします。最近はウルフ - オオツカ法をある程度勉強してから初診にお見えの患者さんがほとんどだからでしょうか、初診に来られる患者さんの90％ぐらいの方が最終的にウルフ - オオツカ法をお選びになります。

心原性脳梗塞を患《わずら》って後遺症が残ってしまった患者さんも、少なからずいらっしゃいます。失語症の方も、認知機能障害をお持ちの方もおいでです。手術は基本、本人のインフォームドコンセントが必要ですので、ちょっとややこしいことになります。筆談でコミュニケーションをとるなんてこともあります。患者さん自身が判断できないときは困りますね。

一番困った経験をご紹介します。

70歳代の女性の患者さん。心房細動で重症の脳梗塞を患い、なんとか回復したものの、重度の認知機能障害が残ってしまいました。抗凝固治療が必須でしたが、ご本人は朝、薬を飲んだことを忘れ、一日何度も抗凝固薬を服用して、ついに脳出血になってしまいました。同居するご家族が薬を隠すのですが、執念深く薬を見つけて服用してしまったそうです。

左心耳切除で抗凝固治療の離脱をすれば問題解決ですが、ご本人に説明しても「手術なんていや！」の一点張り。インフォームドコンセントがとれそうにありません。ご家族に「しばりつけて麻酔や手術はできません。無理そうですね」と申し上げたところ、ほとほと困り果てていたのでしょう「なにがあっても文句はいいません。手術をお願いします」と懇願されました。

そこで一計を案じて、ご本人に「手術ではなく、処置ではどう？」と聞くと「処置ならいいですよ」そこで、病院スタッフの口裏を合わせ、本人には〝処置〟で貫いて手術をおこないました。処置は20分で終了し、本人もわきの下のキズに気づかず無事ご退院されました。それから抗凝固治療なしで３年、脳梗塞を起こさず過ごされています。外来でお会いしても「あなた誰？」と言われますが……。

手術決定から手術日までは３か月。この猶予期間に必要なことは

手術が決定すると、手術日はだいたい３か月後になります。

「では、明日手術しましょう」といった緊急手術はありません。

患者さんによっては、脳梗塞予防で飲んだ抗凝固薬の出血トラブルが立て続けに起こってしまい、早期に薬から離脱する必要が認められることがあります。薬をやめるだけでは脳梗塞のリスクが引き続くと思われれば、早めに手術することもあります。

手術までの3か月は、「手術の順番待ち」という意味もありますが、むしろ「手術に必要な準備をおこなう期間」としてとても重要です。

私は、喫煙者の手術をやらない主義ですから、患者さんが喫煙者ならば「3か月の猶予がありますから、禁煙してください」と伝えます。紹介状を書いて「どの病院でもかまいませんから、禁煙外来で禁煙の相談をして、努力してください」と発破をかけるのです。

「喫煙者は全身麻酔から覚めるとき痰《たん》が出てたいへんですよ。タバコを吸わない人より手術の成功率が低くなってしまうことも、間違いありません」とも、脅かします（笑）。

吸っているタバコの量にもよるでしょうが、「3か月努力したけど禁煙できませんでした」

という人は、私の患者さんには、まずいません。ほぼ全員が禁煙に成功します。私の経験からすると、初診のとき「あなた、タバコ吸いますか？」と私が聞いて、「吸いますけど、1日2~3本くらいです」という人は、たいてい〝嘘〟ですね。

喫煙を続けて、いざ手術のとき苦しむのは患者さん本人ですから、「1日1箱か、多いときで2日に3箱くらい」というように正直に申告し、3か月頑張ってくれなければ困ります。


この点は、患者さんの命に関わることですから、私は絶対に妥協しません。

患者さんのトラブルは、医師である私に起こるトラブルでもありますから、なおさらです。

手術までの3か月間には、禁煙のほか、次のようなアップストリーム治療に取り組みます。

・肥満を改善するダイエット
・生活習慣病——とくに高血圧・糖尿病の治療
・睡眠時無呼吸症候群の治療

めまいが起こって高血圧と診断され、しばらく薬を飲んだが、その後は身体の調子も悪くないので何年もほったらかし、というような患者さんが少なからずいます。

そんな問題を見つけて改善するのに、3か月はちょうどよい期間。3か月で完治は無理でも、かなりよくなって、手術の効果が期待できます。禁煙やダイエットの〝宿題〟に精を出すうち、3か月はアッという間に経過してしまいます。

入院に必要な日数は短い人で3日、平均で5～6日

入院に必要な日数は、左心耳切除だけの人は3日、平均で5～6日です。

手術後2日目くらいまでは点滴などをつけてもらうことが多く、その管理が必要です。

3日目には、ほとんどの患者さんが、ふつうに歩くことができます。

その後さらに2～3日入院していただくのは、手術前に目指した脈の状況になっているか、頻脈が出ても許容範囲内に収まっているかなどを、慎重に見きわめるためです。

手術で心臓にストレスがかかり、心臓の感受性が高まっていますから、手術後に頻脈が出ることはよくあり、それが落ち着くまで様子を見るわけです。

高齢で一人暮らしの患者さん、北海道や九州など遠方からいらして再来院が難しい患者さんは、7～8日ほど入院していただくケースもあります。

ウルフ‐オオツカ法の費用

手術・入院代が心配な人もいらっしゃるでしょう。最後に触れておきます。

左心耳閉鎖にウォッチマンを移植するカテーテル治療では、ウォッチマンそのものが150万円近くする、とお話ししました。同じ目的で使うウルフ‐オオツカ法のステープラーのお値段は6万円です。このようにウルフ‐オオツカ法は医療経済面でも貢献しています。左心耳切除だけの場合には、医療費3割負担の方であれば、抗凝固薬（薬価は月約16，000円）を4年程度継続使用する総費用とウルフ‐オオツカ法の入院＋手術コストはだいたい同じ金額になります。抗凝固薬は基本的に一生服用する薬ですから、脳梗塞予防効果もすぐれているという点も考慮すると、ウルフ‐オオツカ法左心耳切除の費用対効果の秀逸さにうなずいていただけるでしょう。

保険を一切使わず全額自己負担とすれば（そんな人はいませんが）、ウルフ‐オオツカ法をフルコース（外科的アブレーションと左心耳切除）でおこなった場合、入院および手術一式の金額は、ニューハート・ワタナベ国際病院を例にとると、現在約１４０万円。（入院前の検査は除きます）現実には、国保や社保など公的医療保険を使えます、患者さんによって３割負担（約42万円）や１割負担（約14万円）となります。

収入によっては「高額療養費制度」の適用を受けることができます。

詳しい説明は省きますが、69歳以下で平均的な所得、または70歳以上で現役なみの所得（年収約３７０〜７７０万円）の人は、毎月の負担額が９万円以下になると思ってかまいません。これを超えるぶん（右の42万円や14万円との差額）は、加入する健康保険から支払われます。

さらに年収が低い人は、毎月の負担額が６万円以下で大丈夫です。

もちろん患者さんの病態や治療内容によってコストは変わってくることはご了承ください。

心房細動の患者さんの大きな悩みの一つは血液をいわゆる「サラサラ」にする「安くはない」薬を一生服用することです。私がおこなう左心耳切除はその負担軽減にも貢献できるわけです。心房細動の患者さんの薬（抗凝固薬や抗不整脈薬）をいかに減らしていくかは、私の治療の醍醐味でもありますね。

第5章

「ウルフ-オオツカ法」で治った！

――患者さんたちの事例集

患者さんの訴えが背中を押した「ウルフ・オオツカ法」第1号

心房細動の患者さんの左心耳を私が初めて切り取った2008年に、左心耳の切除に着眼して手術を手がける医師は、日本に私しかいなかったでしょう。90年代半ばからおこなわれたメイズ手術の一部として切る心臓外科医はいましたが。

その当時、私の師匠であるウルフ氏が、私が現在使用しているものと同じ道具で左心耳の切除と外科的アブレーションをすでに数百例こなしていたので、安全性が高いことはわかっていました。抗凝固治療の離脱率、脳梗塞予防率、そして脈の正常化の成功率において信じられないくらい高い成績をあげていることも、直接聞いて知っていました。

左心耳は血栓の好発部位（よく発生する場所）だから、ウルフ師匠がやるように完璧に切り取れば（心臓の内側から見て）くぼんでいるところが平たくなる。その結果、血栓を生じなくなることも理論的には間違いない、とも考えていました。

胸腔鏡手術はたくさん経験があり、得意中の得意でしたし、ウルフ師匠からもらった手術ビデオを見て技術的には問題なくできる確信はありました。しかし、日本ではやったことのある人もおらず、当時はウルフ論文以外参考文献はほとんど出ていない状況でしたから、いろいろ悩みました。アメリカにしばし滞在して、ウルフ師匠の手術を見学したり手伝ったり、ウルフ師匠の外来に参加して術前や術後の患者さん数十人に質問したりもしました。

そんな私の背中を押してくれたのは、ほかの誰でもない、どうしても手術を受けたいという患者さんだったのです。

「生きるか死ぬかというけれど、いまの私は、この選択肢で死ぬか、あの選択肢で死ぬか、二つに一つという状態なんです。だから、なんとしてもこの手術をやってください。この手術でダメだったら、私もう人生を諦めますから」

この言葉で、私は手術しようと決断しました。もちろん所属する病院の倫理委員会の承認を得るという作業もありました。

医師は患者さんの相談に乗り、必要な治療をして、その人の生活や人生を助けるわけですが、私は、この患者さんに自分の人生を助けてもらったような気がしています。

せいぜい親指1本くらいあるかないかの左心耳の切除に、生活や人生を根本的に変えてしまう絶大な効果があることも、手術を受けた患者さんが教えてくれました。

第3章の終わりでお話しした劇的なＱＯＬの向上がそれです。

考えてもみてください。

手術の成功率が何％というデータは、何人に手術して何人うまくいったか示すだけ。

左心耳の切除に、患者さん一人ひとりの生活を改善し、その将来を変えるどんな効能があったかは、まったくわからない。

それは患者さんに話を聞かなければわかりません。

2本立てのウルフ‐オオツカ法の半分——というか、かかる手術時間でいえば全体の95％ぐらいは、外科的なアブレーションによる脈の正常化作業です。新型のアブレーション装置の共同開発にも関わっていますし、今後もその治療成績を上げる、心房細動そのものを治す、ことに全力を注ぐでしょう。

ところが、患者さんにとって何がもっとも役に立っているかといえば、ごく単純に、ほんの1、2分で、スパッと左心耳を切ってしまうことだったのです。自分でやっていて変ですが、ちょっとジェラシーを感じるくらいです。

キーワードは「脳梗塞の予防」と「抗凝固治療からの離脱」。これが一生涯続き、どの患者さんにも例外なくプラスになります。

だからこそ私は、ウルフ - オオツカ法をわかりやすくシンプルに伝えるために、いつも口癖のようにいっています。

「左心耳切除こそがフォーエバー（for ever ＝永遠に）」
「左心耳切除こそがフォーエブリバディ（for every body ＝すべての人に）」

なぜウルフ-オオツカ法が重要か、なぜ左心耳の切除が必要か

そういうわけで、この第5章は、私の手術を受けた患者さんたちの声を、事例集としてまとめます。

ウルフ-オオツカ低侵襲心房細動手術のことを患者のみなさんにもっと知ってもらおうと、私はよく患者さんセミナーを開きました。最初は手弁当で、自分でビラをつくったり会場の椅子を並べたりしたものです。２０１０年には東京とはいえ結構田舎にある日野市の市民会館にウルフ先生がアメリカからわざわざ来てくれました。その友情は決して忘れません。

そんなセミナーに、患者代表としていつも快く出席してくださる、尾形益雄さんという人がいます。東京都下で大きな幼稚園の理事長をされており、とても話がうまい。

ウルフ-オオツカ法のことを私が2時間かけてくどくど説明するより、尾形さんが10分ほど体験を話すほうが、聞いている人たちに染みるように伝わります。これには会場で何度も舌を巻いたものです。

尾形さんの手術は、私が手がけた５例目のウルフ - オオツカ法です。いま１時間ちょっとで終わる手術が、当時はまだ試行錯誤もあって２時間半以上かかりました。

このケースは、なぜ私の手術が重要か、なぜ左心耳を切除しなければならないか、と私に改めて認識させてくれたきっかけの一つです。

抗凝固治療からの離脱でＱＯＬがよくなるとは、なるほどこういうことか、とはっきりわかりました。医師が患者の命を救うのは当たり前ですが、生活の質を取り戻し、さらに向上させることも、場合によっては命と同じくらい大切なのだ、と気づきました。

手術を終えた患者さんに、「退院したらふつうの生活ができると聞いていますが、具体的にどうすごせばいいですか？」とよく聞かれます。私は、「退院のとき病院から５キロ離れた自宅までジョギングで帰った人もいますよ。まあ、その人はスーパーマンだから、あなたは病気になる前のように、ふつうに過ごしてください」と答えます。

このスーパーマンが尾形さんなのです。

患者さんたちの事例集のトップバッターは、尾形さんに務めていただきます。尾形さんの談話は、ユーチューブの「ウルフ・オオツカチャンネル」に収載されている私がインタビューした公開映像をもとに再構成しました。

患者さんたちがお寄せくださった体験記やお手紙は、掲載に際して表記の統一などさせていただいたことを付記します。

患者さんたちの事例集1　ＱＯＬが劇的に改善した尾形益雄さんのケース

【男性　69歳（手術時点）　発症２００５年　手術２００８年11月】

私が心房細動を発症したのは２００５年です。最初の症状は、車を運転中に心臓がドドドドと速くなったのですが、車を止めて路肩で5分ほど休んだら落ち着きました。

同じことが何回か続いたので内科を受診したところ、心房細動といわれ、脳梗塞を予防するためにワルファリンを処方されて様子見が始まりました。

発作は突然くる感じで、心臓のドキドキを何日かに一回繰り返す。しだいに回数が増えて慢性化しました。入院し、電気ショックを受けるとちょっとよくなる。

発症から3年目の入院の際、電気ショックで落ち着きましたが、その後、明日は退院できるだろうという夜に再発してしまいました。このとき主治医だった内科の先生が、大塚先生を紹介してくれたのです。

大塚先生から話を聞いて、何がなんでも手術してもらおうと思いました。私が困っていることと手術で解決することがピタッと一致している、と思えたのです。私の娘も、手術を受ければ絶対によくなる、と励ましてくれました。

あのとき手術を受けずに内科治療を続けていたら、ワルファリンと心臓ドキドキで、私の生活の〝8割〟は諦めになってしまったでしょう。

園児と遊んでいて転んだだけで、からだの片側全体が内出血（事例集1）

私は中学時代からずっとラグビーをやっており、大学を卒業するとチームをつくって続けていました。心房細動といわれた後もやっていて、試合が年3回ほどありました。

発作には試合中に何度か見舞われました。スクラムハーフでボールを投げる瞬間にタックルを受けたとき、心臓の調子が突然ひどくなってしまい、様子がおかしいというので試合がストップしたことがあります。

ワルファリンを服用中で、タックルを受けたケガからの出血が怖い。だから「タックルしないでくれ」という条件で試合に出たものの、そんなのは相手も自分も全然おもしろくありません。結局、試合に行っても、見ているだけになりました。

薬を飲んでいる当時、しゃがんで園児たちと遊んでいたら、園児たちが飛びかかってきて、簡単に転んでしまったことがあります。

このとき、からだの片側全体が内出血したことは、大きなショックでした。

健康な園児を育てるために、上から目線ではなくて彼らと同じレベルで遊んでやらなければいけないという教育方針でしたが、それすらもできない。幼児に飛びかかられてこの有様ではラグビーも二度とできない。絶望的な気持ちでした。

「死ぬまで飲み続けなければいけない」といわれたワルファリンで出血しやすくなるのは、ラグビーをする私にとって、もっともつらいことでした。不整脈もそうで、こんな不安を抱えた日常生活が、本当にいやになりました。

といって、血栓ができるのはもっと怖いことです。

ワルファリンを処方されたら多くの人が私と同じ気持ちになり、そんな状態から一日も早くぬけ出したいと思うでしょう。

ワルファリンは入院中に離脱。お陰で４年後のがん手術もスムーズ（事例集１）

手術を受けたのは２００８年、69歳のときです。幸いうまくいき、心電図もきれいで、ワルファリンも入院中にやめることができました。心臓の感覚が以前とまったく違うことが、手術を終わったときから、入院の途中でわかりました。

病院から自宅まで５キロくらいだったので、退院のときは軽くジョギングしながら帰りました。退院の翌日からふつうの生活で、そのうちラグビーの練習も始めました。

ラグビーは試合にも出ましたが、75歳まで続けて現役を引退。いまは子どものラグビーのコーチをやっています。好きなラグビーをやれるようになったことが、手術を受けていちばんうれしかったですね。

手術から2年半たったころ、東日本大震災が起こりました（11年3・11）。宮城県気仙沼の出身で、高校まで住んでいた私は、地震当日に友人のトラックで現地入りしました。実家へ行く海沿いの道が通れず、途中でトラックを降り、実家まで2時間かけて歩きました。親戚は無事でしたが、中学時代の同級生が数人亡くなっています。気仙沼は、翌日もまだ燃えていました。

その後は毎年ボランティアに行っています。東北に1年のうち3か月いたこともあります。最近、地元に若者を呼び戻すために水産加工の会社を立ち上げました。

震災ボランティアができるのも、やっぱり健康あってこそ。これも手術のお陰だと実感します。あまり疲れないし、薬がいらなくなって不安も行動制限もない。ボランティア中のケガも心配いらない。怖がらずに何でも手伝えると思いましたね。

12年の夏、私は大腸と胃の二つのがんになってしまいました。まず大腸がんの手術をして、その1週間後に胃の手術（内視鏡による粘膜切除）をしたのです。「ワルファリンを飲んでいないから、出血の心配がない。スムーズに手術できますよ」と医師にいわれて、心強く思ったものです。手術は順調で、トラブルといえるようなことは何も起こりませんでした。

2008年に大塚先生に手術をしていただき、心房細動という病気になる前の身体に戻りました。今日までずっと、その状態が続いています。

私自身の経験からも、内科治療を続けている心房細動の患者さんたちは、なぜ治らないのだろう、もうかつての生活のほとんどを諦めるしかないのか、とマイナス思考に陥ってしまうことが多いはず。

でも、その状態から救ってくれる外科手術があるのです。

ウルフ‐オオツカ低侵襲心房細動手術のことを、もっと多くの患者さんたちに知ってもらうことが必要だ、と私は思っています。

（2020年1月）

患者さんたちの事例集2　カテーテルの失敗を経験した有名作家Nさん

【男性75歳（手術時点）　発症2010年ごろ　手術2015年10月】

私は長年出版社を経営していて、新人作家としてのスタートは60代半ばからでした。

幸いデビュー作が新聞・雑誌で取り上げられる幸運に恵まれて、順調に第二の人生を歩んでいたのですが、70歳近くになってから、激しい動悸や息切れで苦しむ回数が増えてきました。

ある晩、酒席から帰宅したその夜中に激しい胸痛と不整脈に襲われて、救急車で地元の公立病院に搬送され、心房細動のカテーテル・アブレーションを施術されることになりました。

ところが、手術は失敗に終わってしまいました。同病院の執刀医からは術後、「右心房と左心房の間の障壁が厚く強靭で、太ももから通したカテーテルの針の先が厚いゴムのような壁にはね返されて、通らなかった。無理に通そうと頑張ったが、出血が350ccを超えたので中止した」と説明を受けました。

心臓外科では有数の病院でも「手術はできない。薬で抑えましょう」（事例集2）

その後、心臓外科では東京有数とされる病院で診察を受けましたが、公立病院のデータを見た担当医から、「一種の心臓の先天的異形で当院でも手術はできない。薬で心房細動を抑えましょう」と、心臓内科にまわされました。

そのとき内科医から「日本に一人だけあなたを手術できる心臓外科医がいるが、受診してみますか」と教えられたのが、当時多摩総合医療センターにいた大塚俊哉先生でした。ワルファリンなどを一生服用する治療法は、軽いケガでも出血しやすくなるリスクがあると聞かされていたので、まさに地獄で仏に会った気分でした。

米国の心臓外科医ウルフ博士のもとで2年間にわたって心臓外科治療に専念され、ついにウルフ‐オオツカ法という世界的に有名な「切らない心臓外科手術」を開発されたドクターだということなどを、ネットで検索して知りました。

1か月後、運よく大塚先生の手術を受ける機会に恵まれました。新方式の手術と聞いていただけに内心不安もあったのですが、驚くほど軽快な外科手術でした。

心房細動や脳梗塞を予防できる画期的な心臓外科手術は、骨や筋肉を切ることのない内視鏡手術で、わずか50分ほどで終わりました。信じられないことですが、身体への負担が軽いために、術後3日ほどで退院できたのです。

大塚先生の手術を受けてすでに5年以上の歳月が経過しています。

長年苦しんだ不整脈、息切れからも解放されて、ありがたいことに日々執筆活動に専念できるようになりました。

体調回復にともなって仕事量が増えてきたため、目下のところ老作家は、原稿執筆と酒席の回数をいかにしてセーブするかという新たな大問題をかかえて悩んでおります。

（2019年）

患者さんたちの事例集3　現役医師・尾崎透さん「ウルフ・オオツカ手術体験記」

【男性　60歳（手術時点）　発症2013年以前　手術2017年5月】

私の母は74歳過ぎに心房細動になり、経過観察中に心原性脳塞栓症を患い、右半身麻痺となった。高血圧も脂質異常症も糖尿病もなかった。

私は、50歳過ぎたころ一過性頻脈発作が1、2回あった。その後ほとんど気になることはなかった。56歳ころから不整脈が目立ってきた。自覚症状としては、ときどき動悸に気がつく程度で胸痛などはなかった。運動習慣としては、ときどきジョギング程度の運動はしていた。途中で動悸が多少あってもペースダウンしたりして、息がはずむ程度の運動をしたあとは、むしろ脈も安定することが多かった。

２０１６年59歳のとき、産業医の実地講習でトレッドミル負荷試験を初めておこなったところ、３～４分たたないうちにＰＳＶＴ（発作性上室性頻脈）が出現し、心拍数は毎分２００回以上を記録し中断。１時間ほどたって、心房細動で心拍数毎分１３０回程度に下がった。心房細動は持続。

その後７日間ほどは、心拍数毎分１００～１３０程度が続く。その後洞調律に戻るも10日目頃から、再び毎分１２０～１３０程度の心房細動、頻拍傾向持続。地元の県立病院を受診し、造影ＣＴでは冠動脈狭窄《きょうさく》は認めなかった。シベノールを処方される。一時的な効果はあるが、また、心房細動に戻り他の抗不整脈薬もあまり効かなくなった。

循環器内科の医師は、アブレーション治療を提案した。

「一時的効果はあるが、再発の可能性は残る。頻脈発作もあるのでこちらのアブレーションの治療もうまくいくかはわからない」という意見だった。私が自分でネットで調べたウルフ・オオツカ法はご存知なかった。

血栓を防ぐためエリキュースも処方されたが、CHA_2DS_2スコア0だったのでエリキュースは飲まなかった。スコア0でも脳梗塞になる危険性があるのは承知していたので、ビクビクおびえていた。

術後2年で、原則内服薬なし。98％は整脈になったと感じる（事例集3）

２０１６年11月に都立多摩総合医療センターで大塚先生の診察を受ける。手術までの半年間メインテートなどの抗不整脈薬を飲んでいたが、整脈にもどる時間が少なくなり、心房細動が多くなり、ときに毎分１６０回の頻脈発作が起きたりした。

２０１７年５月にウルフ - オオツカ法の手術を受けた。術直後は整脈だったが、入院中は心房細動が多く残った。入院期間８日で退院し、翌日から通常診療できた。術後２か月は、薬なしで経過観察した。半日整脈で半日心房細動といったパターンが続いた。脈も術前毎分60～70回だったのが、１００回くらいが続いた。

３か月過ぎてメインテート内服開始。すると心房細動は減り、整脈が９割以上続くようになった。運動負荷をかけると心房細動が出たり、ときに毎分１６０回くらいの頻脈発作が出ることもあるが、長くても数時間で整脈に戻る状態。ときに上室性期外収縮が混じったりすることもあるが、わずか。

術後2年過ぎた今は、原則として内服なし。98％は整脈になったと感じる。残り1％は、いきんだりしたとき、頻脈発作がたまに突然起きること、あと1％は上室性期外収縮。術前に比べれば大幅に減少したが、消えてはいない。靴ひもを結んだり前にかがんだりして、頸静脈怒張したときになりやすい。数分から数時間以内には治っている。

長引きそうなときのみメインテートを1～2日飲んでいる。手術の傷跡もほとんどわからないくらいになった。術後の痛みは、肋間神経痛でときどきあるが鎮痛剤なしでも過ごせる程度で、1年でほとんど消える。

結論としていえるのはベストな選択であったということ。抗凝固薬を離脱できたし何度もアブレーションの治療を繰り返す必要もなかったのはよかった点だ。

外科手術といっても傷跡もわからない程度にきれいだし、何よりも、心臓を内側から焼くアブレーションではないので、心内膜が傷つかなかったのがよかった。

私から見ればカテアブ（注　カテーテルアブレーション）で1度ならず、ときには2度以上も心内膜を焼くほうが侵襲が大きい。

（2019年）

患者さんたちの事例集4　カテーテル・アブレーションは左心耳血栓の疑いで中止

【女性　80代　発症2010年以前　手術2014年10月】

2014年10月に手術を受けて半年が過ぎました。順調に回復し、長く続いた苦痛のすべては遠くなり、〝脈拍が規則正しく打ち続ける〟ということの当たり前のことに、この上ない安堵と幸せを感じながら感謝の日々を過ごしております。

４年間にわたる投薬治療も効果なく、いよいよ最後の選択肢として決まったカテーテル・アブレーションも直前の検査で左心耳に血栓らしき影があるということで俄《にわか》に取りやめとなり、私は長年通院していた循環器専門病院から多摩総合医療センターに移されて、大塚先生にお世話になることとなりました。

大塚先生は私の苦しい症状とその訴えを丁寧に取り上げて、検査につなげてくださいました。「そこはもう少し調べるべきですね」「その点は少し疑問ですね」などとおっしゃりながら、納得できるまで、説明がつくまで調べてくださいました。

長い間、苦痛と不安の続いた私には本当に嬉しく心強いことでした。症状に照らしながらの説明は、わかりやすく、治していただきたい願いのすべてを託して、安心して手術に臨むことができました。

今にして〝自分が戻った〟というあの実感は忘れられません。脈拍は乱れることなく、また血栓ができる心配がなくなったことは、晴れ晴れと生まれ変わった気分でした。

5月の晴れた日、登山靴をはいてのトレッキングがかないました。一歩一歩を踏みしめて私は自分の復活を確信することができました。手術によって得られました〝安心〟を胸に、先生にいただきました復活の日々を大切にしていきたいと思っております。

私のこのたびの体験が、心房細動で苦しんでおられる方々の回復への希望となりましたら嬉しく思います。

（2015年）

患者さんたちの事例集5　76歳男性から

【男性　76歳（手術時）　発症2004年　手術2009年5月】

2004年、歩行中に失神状態になるなど心房細動の頻脈発作で2度入院しましたが、症状は好転せず、退院後も頻脈になってはワソランを、徐脈になると別の薬を飲んでいました。ワルファリンは1日6錠飲んでいました。

月1回の診察では、心電図と血液検査の後、きまって「はい、変わりないですよ」だけ。私の心臓はもう治らないと思い、苦しさのあまり仕事を他人に譲り、生活も考え方も消極的になっていきました。

そんなとき、大塚先生の新しい手術治療の講演会があるから行ってみたら、と妻が勧めてくれました。これが私の運命の分岐点となりました。

当初は期待感もなく話だけ聞いてみようという程度でしたが、聞いているうちに今までと異なる話に思え、もっと聞きたいと思い、妻とともに先生の心房細動専門外来を受診しました。

あきらめから希望へ、不確かな人生をもう一度確かな内容をもつものにしたい！　そんなことを妻と話し合い、手術を受けようと決心しました。

現在3か月に一度程度通院していますが、血圧も心電図も正常です。手術直後からワーファリンは飲んでいません。いま仕事はしていませんが、よく外出しますし、読書もたくさんするし、教養講座にも参加しています。残りの人生をいきいきと生きる希望を抱けるようになれたことが最大の喜びです。

絶望から希望へ、消極から積極へ。

人生の再スタートと言ってもいいでしょう。

人によって状況は異なりますが、かつての私のように苦しみ悩んでいる方は、大塚先生に一度ご相談される価値はあると思います。


（2012年）

エピローグ

患者さんに優しく安全・安価な治療にこだわり続ける

――左心耳切除やウルフ‐オオツカ法のさらなる地平へ

医者という〝人間相手の仕事〟のおもしろさ

この本を書きながら、私は医師としての自分の来し方を振り返っています。

そもそも自分は、なんで医者を目指したのだろう。

一つには、(今は亡き)父が呼吸器の外科医でした。いまの私と同じ勤務医です。

でも、父をずっと見ていた子ども時代、外科医に憧れたり、すばらしい職業と思ったりしたことはなく、実際はまったく逆。夜早くには帰ってこないし、夏休みは海に行こう、運動会にも必ず来るという約束は、いつも破られてしまう。

ただ、中学や高校になってくると、人間相手の医者という仕事はおもしろそうだ、と思うこともありました。こんな職業の人と会った、こんなにおもしろい人がいるんだよ、とよく父が患者さんのことを話していましたから。

医者だから理科系人間かというと、どうも私は、そうでもないようです。人間相手に商売する弁護士や法曹関係の道に進みたいと考えていたときもあります。いま思えば、なんとなく弁護士も医者も似たようなところがある、と感じていました。

子どものころから手先は器用で、よくプラモデルを作っていました。絵も得意でしたね。今は、ウルフさんに感化されてカードやコインを使った手品でみんなを驚かせています。そういうところは、医者のアーティスティックな部分につながっているのかも。医学のサイエンティフィックなおもしろさにも興味がありました。

一方で、同じ科学でも自然を相手にするのとは違い、人間を相手にする医学のおもしろさ、人間くさい部分にも惹《ひ》かれました。

こうして大学は医学部に行こうと決めました。やはり父の影響があったわけです。

いま、ここまでを振り返って、たしかにおもしろかったな、と思います。

もちろん外科医は、切った貼ったの技量を磨き、世のため人のためニーズに応えることが重要に決まっています。

しかし、私が何をおもしろがっているかといえば、この歳になっても、初対面で大勢の人たちと会って、生きるか死ぬかみたいな話をする。これがじつにおもしろい。真剣な話し合いのなかで、さまざまな人間性や価値観、考え方に触れることができます。会う人の多くは（いまのところ）私より年長で、人生の先輩ですから、いろいろなことを学べます。

医者は患者さんに、私はあなたを殺してしまうかもしれない（＝リスクが高い）というようなことを告げなければならない場面もあります。それでも緊張感だけではなくて、この患者さんは、どんな人で、どう人生をエンジョイしているのか、どんなことをいうだろうと、大真面目なワクワク感をもって患者さんたちと接する――これは、若い頃からいまだにあります。

アメリカ留学で多くの内視鏡手術を体験し、さまざまなノウハウを学ぶ

そんな私が、現在のウルフ - オオツカ低侵襲心房細動手術につながる内視鏡手術に触れたのは、東大病院の胸部外科で臨床研修医だった1990年前後です。

アメリカから日本に内視鏡手術が入ってきた直後、内視鏡手術の〝黎明期〟で、私はこれに大きな興味を抱き、大きなポテンシャル（潜在力）を感じました。

オーソドックスな外科の技術を学びながら、胸部の内視鏡手術すなわち胸腔鏡手術で何ができ

きるか一生懸命考えました。

その後、ウルフさんと知り合ったら、彼の目指すところは私とまったく同じ。それでアメリカに留学し、さまざまなノウハウを学びました。

アメリカでは、心臓だけでなく、肺や食道をはじめ胸にあるあらゆる臓器や胸郭の胸腔鏡術を手がけました。一時期、整形外科の手術までやっていました。ウルフさんたちが考案した脊《せき》椎側弯症《ついそくわんしょう》の子どもに胸腔鏡を使う手術を習得し、帰国して東大病院などで手術したり技術を教えたりしました。

私が書いた論文もありますが、この内視鏡手術を日本で最初におこなったのは、おもしろいことに！、整形外科医でなくて心臓外科の私なんです。

アメリカで、さまざまな内視鏡手術を経験したことは、現在までのウルフ - オオツカ法で非常に役立っています。技量の幅が大きく広がりましたし、目の前の問題を内視鏡を使ってどう処置しようかという新しいアイデアも浮かびます。

アメリカでの経験が、私の大きな財産になっています。

心臓の内視鏡手術は、お腹や肺の手術よりかなり遅れている

そこで日本の心臓外科を見わたすと、残念ながら内視鏡手術はまだまだ遅れています。お腹や肺の手術では内視鏡手術が主流で、8～9割がそうでしょう。昔は胆石がある、胆嚢《たんのう》ポリープが見つかったというと、すぐお腹を切ったものですが、胆石や胆嚢の手術は、いまはほとんどが内視鏡（腹腔鏡《ふくくうきょう》）手術です。

心臓外科では、高くそびえ立つ山の頂上だけを目指すアプローチが強調されがちです。他の分野はなるべく早くスキップしてオーソドックスな心臓外科技術の習得にまい進します。たとえば血管を縫う技術をとことん究《きわ》めるというように、目指すところは高いけれども、狭いことが多いようです。

対してアメリカのやり方は、さほど高くないたくさんの山に、あれもこれも登っておくという経験を重視します。いろいろなタイプの山を経験しておくわけです。

多様な経験を積み、多彩な技術をマスターしてから、最後に心臓外科をやりますから、ウルフ医師を筆頭に幅広いスキルを身につけている心臓外科医が多いと思います。内視鏡を使うこ

とに何の抵抗もありませんし、幅広い応用力があります。

オーソドックスな心臓外科を私は否定しませんし、それが基本で、多くの患者さんを救っていることも確かです。しかし、内視鏡を使って患者さんの身体に優しい手術をしようといった発想が、もっとも必要だと思います。これも外科の進歩のうちなのです。新しく開発された器具を使って成功する手術が増えれば外科の進歩ですが、その結果、患者がへとへとになってしまうのでは本末転倒でしょう。

ニューハート・ワタナベ国際病院の渡邉剛院長はよく気の合う同世代ですが、私と同様に内視鏡手術の魔力に憑《と》りつかれ、いまや内視鏡を使ったロボット心臓外科手術の世界的権威です。

日本の心臓外科は今後ますます、なり手が減りそうですから、若い人たちにオーソドックスな手術を盛んに学ばせ、一刻も早く一人前の専門医に育てたいという方向です。しかし私は、アメリカ同様にとまではいいませんが、多少回り道になっても、もっと広く多彩なトレーニングを受け、さまざまな経験を積むべきだと考え、そう主張もしています。

現状は、それがあまりできていないと思います。

外科医になるモチベーションが低下している一つの理由かもしれません。もっと柔軟で「楽しい」教育が必要です。

「もっと遊び心を持とうよ」というのが、若い医師たちへの私の提言です。好奇心のアンテナをいつもピンと立てておける人は、人生楽しいですよね。

いろんな道具を使ってみる。古い道具の使い方をちょっと変えてみる。婦人科でも泌尿器でも整形外科でも脳神経外科でもいいから、専門外の手術を学んでみる……。そんな経験ができるとアイデアの詰まった引き出しを、いっぱい手に入れることができます。

自分が担当する領域とまったく関係なく、何の役にも立たないと思えても、さまざまな経験は、いつか必ず役に立ちます。とにかくおもしろがることが必要です。

将来、新しいことをやろうとしたとき、「同じようなものを見たような。そうだ、○○科で見たあれと似ているぞ。あの先生はこんなふうにしていた。ならば……」というような瞬間、英語でいうAha! Timeが訪れるものです。

パズルで欠けていた断片が思わぬところから出てきて、ピタリとはまるように。

若い医師たちは、左心耳切除やウルフ - オオツカ法にどんどん参入を

心臓外科の内視鏡手術がまだまだ遅れている状況のなか、内視鏡を使う「ウルフ - オオツカ低侵襲心房細動手術」が注目されているのは、うれしいことです。

脳梗塞の予防効果が、投薬治療やカテーテルによるデバイス移植術よりはるかに大きいことも、みなさんの間にかなり浸透してきた実感があります。心房細動の患者さん（とくに「孤立性心房細動症例」といって、心房細動以外に問題がない患者さん）の有力な治療選択肢として、国内外で高く評価されていることを、光栄に思っています。

とりわけ心強いのは、ウルフ - オオツカ法を採用して経験を積み、実績を重ねている医師が、少しずつですけれども増えていることです。

私以外に同じ手術を継続的におこなっている医師は日本に数人います（251ページ）。彼らの手術件数は合計で約100件くらいでしょうか。

日本では、心房細動の専門医は内科に多く、カテーテル治療と投薬治療が中心です。心房細動に特化した治療や手術をおこなう外科医は、私と、私のコンセプトに賛同し私の方法を学んで実践している人たち以外には、あまりいません。

日本で高齢化がさらに進行し、心房細動の患者さんが増えることは確実です。私も私の仲間たちも、ウルフ - オオツカ法のさらなる向上に日々取り組んでいますが、手術を希望する人が年に５００人、１０００人と増えていくと、対応が難しくなってしまいます。

意欲ある若い医師たちが、興味を持って低侵襲心房細動手術の分野にどんどん参入してくれることを、私は願っています。

最後に一つ、左心耳に関する最近のよいニュースをお伝えしておきます。

心房細動の患者さんには、高齢者、高血圧ぎみの人、降圧剤が欠かせない人が多いのですが、左心耳を切り取ると高血圧が治ったり降圧剤を減らすことができたりする事例が多いことに、私はずっと前から気づいていました。

ただし私は、これは患者さんの予防意識が高まって、塩分を控えたり、軽い運動を日課にし

ウルフ-オオツカ低侵襲心房細動手術をおこなう主な医師と病院リスト

大塚俊哉

ニューハート・ワタナベ国際病院

ウルフ-オオツカ低侵襲心房細動手術センター

〒168-0065　東京都杉並区浜田山3-19-11　☎03-3311-1119

都立多摩総合医療センター　心臓血管外科

〒183-8524　東京都府中市武蔵台2-8-29　☎042-323-5111

筑波記念病院　心臓血管外科

〒300-2622茨城県つくば市要1187-299　☎029-864-1212

横浜市立みなと赤十字病院　心臓血管外科

〒231-8682　神奈川県横浜市中区新山下3-12-1　☎045-628-6100

髙橋信也

広島大学病院　心臓血管外科

〒734-8551　広島市南区霞1-2-3　☎082-257-5555

濵 元拓

佐久総合医療センター　心臓血管外科

〒385-0051　長野県佐久市中込3400番-28　☎0267-62-8181

伊東博史

山口県済生会下関総合病院　心臓血管外科

〒759-6603　山口県下関市安岡町8-5-1　☎083-262-2300

たりするせいだろう、と思っていました。

ところが、カンザス大学循環器内科のラキレディ教授（ヨガを薦める先生ですね）が来日講演で、左心耳を首根っこで絞めて閉鎖すると高血圧が緩和されると述べたことがありました。そこで意気投合し、互いのデータを合わせて論文にまとめました。心臓病学で世界最高峰のアメリカンカレッジ・オブ・カルディオロジーという専門誌に掲載されています。

共同研究の結果、左心耳を切除したり、クリップなどで外側から閉鎖したりした患者さんに、たしかに降圧効果が見られることがわかってきたのです。残念ながら中から詰め物で塞ぐウォッチマン法にはそのような効果はありませんでしたが。

なぜそうなるのかは研究中で、内分泌・神経学的な効果が「レニン‐アンギオテンシン‐アルドステロン系」（腎臓で血圧を上げるプロセス）に作用しているのではないか、と推測されています。

さらに左心耳切除がインスリンやアディポネクチンを増加させ、糖・脂質代謝にも好影響を与えることもわかってきました。これは糖尿病や高脂血症の予防につながる可能性があります。

近い将来「高血圧がひどい人は、左心耳を切りましょう」という日がくるかも。難治性高血圧の患者さん、腎機能が悪く降圧剤を使えない患者さんなどは、心房細動や不整脈の症状がなくても左心耳切除を検討する時代がくるのかもしれません。

左心耳の切除やウルフ - オオツカ法は、さらなる広大な可能性を秘めているのです。

私がウルフ - オオツカ低侵襲心房細動手術センター長を務める東京・浜田山のニューハート・ワタナベ国際病院は、心臓手術についてこう考えています。

「我々は医療の本質とは、疾病を治すことだけではなく、病気に苦しむ人に、現状での最大の満足を届けることにあると確信しています。患者さんの満足には、診断や治療過程の苦痛の軽減、医療行為の結果、治療期間の短縮、そして気持ちの安らぐ療養環境などが考えられます。『ニューハート・ワタナベ国際病院』では、【身体に優しい医療】や【心地の良い療養環境】の整備に力を注ぎ、病院を訪れるすべての人に満足をお届けするように努めます」

この言葉どおり、私はウルフ - オオツカ低侵襲心房細動手術を手に、患者さんに優しく安全確実・安価な治療にこだわり続けます。

大塚 俊哉

おおつか・としや

心臓血管外科専門医・医学博士

ニューハート・ワタナベ国際病院　ウルフ-オオツカ低侵襲心房細動手術センター長兼副院長

略歴

1986：東北大学医学部卒

1986-95：東京大学医学部胸部外科にて修練

1995-97：米国オハイオ州クライスト病院にて心臓胸部外科臨床フェロー（ウルフ教授に師事）

1997-2003：東京大学心臓外科　助手、講師

2003-20：都立多摩総合医療センター心臓血管外科部長

2020-：現職

ウルフ-オオツカ法　公式ホームページ　https://www.fightaf.jp

ツイッター、フェースブックでウルフ-オオツカ法や心房細動の情報を日々発信していますので是非フォローしてみてください。

ツイッター　「ウルフ-オオツカ低侵襲心房細動手術」　@HeartSurgeonJP

フェースブック　「ウルフ-オオツカ低侵襲心房細動手術センター」　https://www.facebook.com/wolf.ohtsuka

心臓は"切らない手術"で治しなさい

二〇二一年二月二十八日　第一刷発行

著者――――――――大塚俊哉
編集人・発行人――阿蘇品 蔵
発行所――――――株式会社青志社
〒一〇七-〇〇五二　東京都港区赤坂五―五―九　赤坂スバルビル六階
（編集・営業）
TEL：〇三-五五七四-八五一一　FAX：〇三-五五七四-八五一二
http://www.seishisha.co.jp/

本文組版――――株式会社キャップス
印刷　製本――――中央精版印刷株式会社

ISBN 978-4-86590-113-9 C0095

ご相談窓口

1. 診察を予約したい方はこちらにご連絡ください

〒168-0065 東京都杉並区浜田山3-19-11
ウルフ - オオツカ低侵襲心房細動手術センター/
ニューハート・ワタナベ国際病院

電話番号 **080-9587-9283**
（予約専用ダイヤル9-17時）

2.まずはスマホから相談したい

メール相談、LINE相談を無料でおこなっております。

①メール相談 https://newheart.jp/outpatient_clinic_form1/form.cgi

②LINE相談 (QRコードより友だち追加をしてください)